Heba Fahmy
Heba Ahmed Rashed
Omnia Ashoor Ali

Células estaminais: Uma viagem em direção à cura

Heba Fahmy
Heba Ahmed Rashed
Omnia Ashoor Ali

Células estaminais: Uma viagem em direção à cura

ScienciaScripts

Imprint

Any brand names and product names mentioned in this book are subject to trademark, brand or patent protection and are trademarks or registered trademarks of their respective holders. The use of brand names, product names, common names, trade names, product descriptions etc. even without a particular marking in this work is in no way to be construed to mean that such names may be regarded as unrestricted in respect of trademark and brand protection legislation and could thus be used by anyone.

Cover image: www.ingimage.com

This book is a translation from the original published under ISBN 978-3-330-65058-9.

Publisher:
Sciencia Scripts
is a trademark of
Dodo Books Indian Ocean Ltd. and OmniScriptum S.R.L publishing group

120 High Road, East Finchley, London, N2 9ED, United Kingdom
Str. Armeneasca 28/1, office 1, Chisinau MD-2012, Republic of Moldova, Europe
Printed at: see last page
ISBN: 978-620-8-13720-5

Resumo

As células estaminais adultas servem como progenitores de substituição e reparação de tecidos normais ou lesionados. A demonstração inequívoca da existência de células estaminais no sistema hematopoiético levou ao isolamento de várias células estaminais e progenitoras tecido-específicas, à primeira descrição das suas propriedades e programas genéticos e ao início da sua utilização em medicina regenerativa. Estas células foram cultivadas em cultura e a sua utilização para estratégias terapêuticas requer tecnologias que foram recentemente estudadas com grande importância entre os métodos de tratamento clínico, desde as doenças mais simples até aos cancros mais complicados, leucemias, perturbações neurológicas... etc. [st]No início do século XXI, registaram-se progressos significativos: O mais significativo é o desenvolvimento de uma tecnologia de revestimento celular denominada "pintura", que permite aplicar proteínas informativas na superfície externa das células. Estas cores podem servir como endereços-alvo para acoplar especificamente células estaminais mesenquimais (MSCs) ou outras células reparadoras a determinados endereços de tecidos. O desafio científico e clínico consiste em aperfeiçoar os protocolos de engenharia de tecidos baseados em células para aproveitar as capacidades de rejuvenescimento do próprio corpo, orientando a implantação cirúrgica de estruturas, factores bioactivos e células reparadoras para regenerar o tecido esquelético danificado ou doente.

Neste livro, analisaremos os mais recentes estudos eficazes e a investigação dinâmica associada à utilização de diferentes linhagens de células estaminais, desde as células estaminais embrionárias às células estaminais pluripotentes induzidas, às células estaminais mesenquimais e às células estaminais adultas; mostraremos as suas propriedades, as diferentes formas e técnicas de preparação, as suas diferenças significativas e as suas potenciais utilizações para o tratamento de doenças agudas complicadas. Este breve olhar sobre as células estaminais explicará as vias eficientes que permitiram às células estaminais diferenciarem-se em órgãos completos e saudáveis, desde simples cabelos e dentes até órgãos muito mais importantes e insubstituíveis, como neurónios, olhos, fígado e pulmões. Depois, passamos às suas aplicações no tratamento médico de doenças intratáveis, como Parkinson, doenças coronárias, osteoartrite, diabetes mellitus, etc. Cobrimos todas estas áreas com ferramentas, experiências e resultados de investigadores e cientistas de renome que trabalham ou trabalharam neste domínio.

Capítulo 1 Introdução às células estaminais

1.1 Definição de células estaminais

As células estaminais são grupos de células que ocorrem em todos os organismos multicelulares e são capazes de se auto-renovar e de se diferenciar em diferentes tipos de células para construir tecidos e órgãos. Na luta contra a doença, as células estaminais oferecem o potencial de reparação de tecidos através da terapia celular e da regeneração de tecidos. Os tipos de células estaminais diferem no seu grau de diferenciação e capacidade de auto-renovação. As células germinativas (oócitos ou espermatozóides) são células estaminais que se desenvolvem num corpo inteiro com diferentes tecidos após a fertilização. As células embrionárias, que têm origem no embrião ou no feto, são células estaminais com pleno potencial de diferenciação. As células estaminais adultas estão localizadas entre as células especializadas de um tecido ou órgão. De acordo com a investigação atual, as células estaminais adultas têm a capacidade de produzir diferentes tipos de células e de se auto-renovarem em comparação com as células estaminais embrionárias. As células estaminais cancerosas são um subconjunto de células que respondem à ausência de quimioterapia contra o cancro e à recorrência de tumores. A investigação atual mostra que as células estaminais são utilizadas há muitos anos com grande sucesso no tratamento da leucemia (diferenciação induzida) e do cancro do sangue/ossos (transplante de medula óssea). As células estaminais pluripotentes induzidas (IPSC) são de particular importância em aplicações médicas, uma vez que podem ser induzidas a desenvolver-se a partir de muitos tecidos ou órgãos adultos através do tratamento com factores proteicos. As células estaminais são classificadas em diferentes tipos, dependendo da sua plasticidade e origem **(Hui *et al.*, 2011)**.

1.2 Tipos de células estaminais

1.2.1 Células estaminais embrionárias:

As células estaminais embrionárias (CTE) são derivadas da massa interna do blastocisto. Têm duas propriedades especiais: são capazes de se diferenciar em todos os descendentes das três camadas germinativas primárias (pluripotência) e são capazes de se multiplicar indefinidamente em determinadas condições **(Ying e Chambers, 2003)**. Em 1998, uma equipa de investigadores liderada por James Thomson comunicou que tinha conseguido isolar células estaminais embrionárias humanas e cultivá-las em cultura celular **(Thomson *et al.*, 1998)**. Estudos sobre a expressão genética nas células estaminais identificaram proteínas que estão associadas ao fenótipo das "células estaminais" e que podem servir de marcadores para as células estaminais. O potencial para gerar virtualmente qualquer tipo de célula diferenciada a partir de células estaminais embrionárias (CTE) oferece a possibilidade de criar novos modelos para o desenvolvimento dos mamíferos e novas fontes de células para a medicina regenerativa e para o ensaio in vitro de doenças genéticas e toxicologia **(Aznar *et al.*, 2011)**.

Para concretizar este potencial, é necessário ser capaz de controlar a diferenciação das células ES e orientar o seu desenvolvimento ao longo de vias específicas **(Murry e Keller, 2008).** O principal desafio consiste em desenvolver e otimizar protocolos para induzir a diferenciação das células ES em células adultas funcionais e demonstrar a utilidade funcional destas células tanto in vitro como em modelos pré-clínicos de doenças humanas. Vários protocolos mais recentes são eficazes para produzir hepatócitos de elevada pureza em cultura quando transplantados para ratinhos com lesões hepáticas agudas. O endoderma derivado de células ES humanas é capaz de se diferenciar em hepatócitos e repovoar o fígado danificado **(Agarwal**

***et al.,* 2008).** Durante o rápido desenvolvimento da aplicação médica das células ES, a segurança é sempre uma das principais preocupações. A principal preocupação é o risco de teratomas e outros cancros como efeito secundário da
Aplicações das células ES, por exemplo, a possibilidade de formação de tumores como os teratomas **(Martin, 1981).**

1.2.2 Células estaminais fetais:

São tipos de células primitivas que ocorrem nos órgãos do feto. São capazes de se diferenciar em dois tipos de células estaminais: células estaminais pluripotentes e células estaminais hematopoiéticas. As células estaminais hematopoiéticas fetais e as células progenitoras das ilhotas pancreáticas foram isoladas em fetos **(Beattie *et al.,* 1997).** As células estaminais fetais humanas são utilizadas por adultos e crianças que sofrem das doenças mais devastadoras da humanidade **(Sei *et al.,* 2009).** As células estaminais neurais fetais encontram-se no cérebro fetal e diferenciam-se em neurónios e células gliais **(Villa *et al.,* 2000).** As células progenitoras hepáticas fetais humanas demonstraram uma enorme capacidade proliferativa e de diferenciação para gerar hepatócitos maduros após o transplante para animais imunodeficientes **(Soto-Guitierrez *et al.,* 2009).**

1.2.3 Células estaminais adultas

São células estaminais que têm origem em tecidos maduros. Em comparação com as células estaminais embrionárias e fetais, têm um potencial limitado devido à fase de desenvolvimento destas células. A maioria das células estaminais adultas são multipotentes e são geralmente rotuladas de acordo com a sua origem tecidular (células estaminais mesenquimais, células estaminais endoteliais, etc.) **(Barrilleaux *et al.,* 2006; Gimble *et al.,* 2007).** Estas células desempenham um papel importante na reparação e regeneração local dos tecidos. A produção de células estaminais adultas não requer a destruição de embriões, pelo que a utilização de células estaminais adultas em investigação e terapia não é tão controversa como a das células estaminais embrionárias **(Hui *et al.,* 2011).**

1.2.4 Células estaminais pluripotentes induzidas

As células estaminais pluripotentes induzidas (IPS) são um tipo de células estaminais pluripotentes derivadas artificialmente de uma célula não pluripotente, normalmente uma célula somática adulta, através da indução da expressão "forçada" de determinados genes. Assemelham-se às células estaminais pluripotentes naturais, como as células estaminais embrionárias (células ES), em muitos aspectos, por exemplo, na expressão de certos genes e proteínas das células estaminais, nos padrões de metilação da cromatina, no tempo de duplicação, na formação de corpos embrióides, na formação de teratomas, na formação de quimeras viáveis e na potência e diferenciação, mas a extensão total da sua relação com as células estaminais pluripotentes naturais está ainda a ser investigada **(Ying et al., 2003)**. Os IP foram introduzidos pela primeira vez a partir de células de ratinho em 2006 e a partir de células humanas em 2007. Foram descritos como um avanço importante na investigação sobre células estaminais, uma vez que permitem aos investigadores obter células estaminais pluripotentes com elevado potencial terapêutico. A reprogramação de células estaminais adultas para produzir células IP pode apresentar riscos significativos que limitam a sua utilização em seres humanos **(Evans e Kaufman, 1998)**. Em 2009, foi demonstrado que a produção de IPs é possível sem modificação genética das células adultas **(Martin, 1981)**.

1.2.5 Células estaminais mesenquimais

As células estaminais mesenquimais (MSC) são originárias da medula óssea e diferem das células estaminais hematopoiéticas, que têm um elevado potencial de proliferação e podem diferenciar-se em vários tipos de células. Desempenham um papel importante na homeostasia da medula óssea e organizam a maturação das células hematopoiéticas e não hematopoiéticas. As MSC têm um grande potencial para a terapia genética, a regeneração cardíaca pós-infarto, a reparação de cartilagens e ossos, a cicatrização de feridas e a regeneração neuronal. **(Bobis et al., 2006)**.

1.3 Separação e purificação de células estaminais

A separação e purificação de células estaminais não é uma tarefa trivial. Utiliza as caraterísticas intrínsecas das células, incluindo o tamanho, a densidade e as propriedades da superfície. Atualmente, as técnicas que utilizam estas propriedades dividem-se em 3 categorias principais:

1- Centrifugação isopícnica, que depende do tamanho, da densidade e das propriedades adesivas.
2- Métodos imunoquímicos que requerem um marcador de superfície adequado como marcador.
3- Novas técnicas. **(Gonzalez et al., 2011)**.

3.1.1 Técnicas de centrifugação isopícnica

As técnicas de centrifugação isopícnica baseiam-se em protocolos de cultura de células e de gradientes de densidade. São utilizadas as diferenças de tamanho, densidade e propriedades de adesão e são aplicadas forças centrífugas. Os métodos de gradiente de densidade envolvem sacarose e polímero e utilizam soluções de diferentes densidades ao longo do tubo de centrifugação. A mistura de células carrega-se para o topo da solução e move-se através do gradiente durante a centrifugação até ser mantida na sua posição isopícnica, em que a densidade da solução é igual à densidade das células (**Kavanagh** *et al.*, **2010**).

Outros factores que influenciam os gradientes de densidade são o valor do pH e a osmolaridade do meio (**Kumar e Bhardwaj, 2008**). As culturas de células são utilizadas para o enriquecimento e a purificação de células estaminais, uma vez que a capacidade adesiva destas células permite uma adesão rápida em comparação com outras células.

As células não aderentes são lavadas e as células aderentes são obtidas por tripsinização (**Liu** *et al.*, **2011**).

3.1.2 Processos de triagem imunoquímicos

Os métodos de separação por triagem imunoquímica são diferenciados de acordo com o tipo de marcação molecular utilizado:

A- Marcação por imunofluorescência - Separação de células activada por fluorescência (FACS).

8- Etiquetas imunomagnéticas - Magnetically Activated Cell Sorting (MACS).

C- Imunoadsorção.

A-imunofluorescência de triagem

A triagem celular activada por fluorescência (FACS) é um tipo especial de citometria de fluxo que permite a deteção em série e multiparamétrica de células individuais em função das suas propriedades específicas de dispersão da luz (**Thiel** *et al.*, **1998; Namiri** *et al.*, **2011**). Os dispositivos FACS medem os sinais ópticos de células especificamente marcadas com anticorpos acoplados a fluorocromos. Por conseguinte, a separação também depende da sua morfologia e fenótipo (**Johnson** *et al.*, **2007**). O FACS é uma ferramenta poderosa para a investigação de células estaminais, mas o rendimento é limitado a 5000 a 70000 células s-1, com um tempo de processamento de 3-6 horas, incluindo o pré-processamento para a fase de imunocoloração (**Clark** *et al.*, **2003; Skrajnar** *et al.*, **2009**).

B-Processo de triagem imunomagnética

Na triagem imunomagnética de células activadas (MACS), são utilizadas partículas magnéticas que transportam anticorpos específicos, que são acopladas à suspensão de células num período de incubação preparatório, em que os anticorpos se ligam ao antigénio de superfície celular correspondente (**Bauer, 1999**). Numa coluna preenchida com uma matriz ferromagnética, é aplicado um campo magnético permanente para separar as células que transportam as esferas magnéticas após uma fase de eluição. Este método pode ser utilizado para a seleção positiva e negativa, dependendo dos anticorpos utilizados e da aplicação específica do produto purificado (**Grutzkau e Radbruch, 2010**). O tempo de execução da triagem imunomagnética é de 30 minutos num dispositivo de seleção de células da Amgen (ACSD) totalmente automatizado ou pode ser prolongado até 4 horas em modo não automatizado, tendo em conta a incubação, a lavagem e as várias passagens da coluna (**McNiece** *et al.*, **1997; Zheng** *et al.*, **2010**).

C-Imunoadsorção

Na imunoadsorção, várias matrizes de suporte são conjugadas com um anticorpo e podem ser apresentadas sob a forma de colunas, matrizes, criogéis, microdispositivos e membranas. A mistura heterogénea de células interage com a matriz de afinidade para que as células-alvo se possam ligar à marcação do anticorpo. Consoante o tipo de matriz de transporte utilizada, é escolhido um método de separação específico: eluição mecânica, isocrática, por gradiente ou por bolhas **(Pappas e Wang, 2007).**

3.1.3 Novas técnicas de separação

As técnicas de centrifugação isopícnica e de separação imunoquímica têm geralmente desvantagens relacionadas com o custo, o tempo de processamento e o potencial de aumento de escala. A maioria destas tecnologias inovadoras são a dielectroforese, os sistemas aquosos de duas fases e o fracionamento por fluxo de campo. Uma caraterística importante destas técnicas é a sua viabilidade e as suas vantagens inerentes, tais como um menor volume de amostra, poupança de tempo e menor intervenção humana **(El-Ali *et al.*, 2006).**

2.1 . Células estaminais do rim

O rim tem a capacidade de se recuperar se os danos forem limitados e a estrutura do rim permanecer intacta. No entanto, em caso de doença, esta perspetiva pode ser gradualmente destruída, o que pode conduzir a uma doença renal crónica. Para melhorar os novos tratamentos, é importante compreender a linhagem e a disposição das células regenerativas renais e os processos que regem a regeneração anómala. Uma vez que a complicação renal é constituída por um grande número de tipos de células diferentes, decifrar a iniciação e o destino celular responsável pela renovação é uma tarefa complicada (**Eymael e Smeets, 2016**).

2.1.1 Reanimação: sementeira de órgãos

O rim pode ser semeado através da vasculatura ou do ureter; no entanto, os métodos mais utilizados para a recelularização renal são a perfusão anterógrada através da artéria renal (**Bonandrini** *et al*, **2014**), que expuseram ESCs de ratinho a 0,2 ml/min através da artéria renal e encontraram uma distribuição celular uniforme com mais de 97% de conetividade celular (**Caralt** *et al*, **2015**), descreveram que a perfusão da artéria renal induziu a semeadura de 40 milhões de células epiteliais do túbulo cortical renal humano (RCTE) a 25 ml/min em torno de metade da circunferência da região renal. O ureter foi utilizado para a semeadura em duas montagens (**Ross** *et al.*, **2009; Song** *et al.*, **2013**).

Em testes de cultura estacionária, Ross e colaboradores observaram uma melhor retenção e distribuição de células quando semeadas através da artéria renal do que através do ureter (>95% retidas versus ~50% retidas). Seja como for, (**Song** *et al.*, **2013**) observaram a fixação específica do local de células de rim de rato neonatal. Nos anos seguintes, pulmões, fígados, rins e pâncreas de roedores, porcos, primatas e humanos foram descelularizados utilizando métodos semelhantes (**Ross** *et al*, **2009; Ott** *et al*, **2010; Petersen** *et al*, **2010; Price** *et al*, **2010; Shupe** *et al*, **2010; Uygun** *et al*, **2010; Batista** *et al*, **2011; Barakat** *et al*, **2012; Bonvillain** *et al*, **2012; Orlando** *et al*, **2012, 2013; Sullivan** *et* al, **2012; Goh** *et al*, **2013; Mirmalek-Sani** *et al*, **2013; Song** *et al*, **2013**). No momento em que os resíduos celulares foram suficientemente reduzidos, a conservação das proteínas ECM foi mantida. Consequências comparáveis foram observadas para a melhoria da descelularização renal (**Caralt** *et al.*, **2015**). Embora os rins descelularizados com Triton X-100 contivessem variáveis de desenvolvimento e segmentos de ECM, as células não foram removidas de forma satisfatória, embora a descelularização com SDS pudesse expulsar adequadamente as células e proteger a ECM (**Nakayama** *et al*, **2010, 2011; Orlando** *et al*, **2012; Sullivan** *et al*, **2012; Caralt** *et al*, **2015**).

Tal como as estruturas parenquimatosas, o suporte de uma microvasculatura existente é fundamental para a recelularização resultante de estruturas de órgãos. Foi demonstrado por micro-CT, perfusão de corantes ou microesferas, angiografia e molde de erosão que a estrutura da árvore vascular está presente após a descelularização de corações, fígados, rins, pulmões e pâncreas **(Ott *et al*, 2008; Petersen *et al*, 2010; Uygun *et al*, 2010; Batista *et al*, 2011; Barakat *et al*, 2012; Orlando *et al*, 2012; Sullivan *et al*, 2012; Goh *et al*, 2013; Mirmalek-Sani *et al*, 2013; Scarritt *et al*, 2013), 2014; Caralt *et al.*, 2015)**.

Os efeitos da descelularização na mecânica do andaime Curiosamente, a descelularização de secções de rim porcino reduziu a resistência **(Nakayama *et al.*, 2010)**. Tipos de células para a recelularização do parênquima; células fetais e adultas As células renais neonatais mostraram um sucesso comparável quando os rins de rato semeados libertam urina in vivo **(Song *et al.*, 2013)**. As células estaminais embrionárias de ratinho (ESCs) semeadas na artéria de rins de rato descelularizados e refinadas sem variáveis de desenvolvimento exógenas mostraram uma morfologia endotelial endireitada nas estruturas vasculares **(Ross *et al.*, 2009)**.

Caralt *et al* (2015) desenvolveram um andaime baseado em perfusão que consiste em duas espinhas de vidro contíguas com uma válvula e um septo. Os andaimes renais foram semeados no bioreactor a um caudal elevado de 25 ml/min (232 mmHg) por perfusão pulsátil anterógrada no túbulo renal antes de o caudal ser reduzido para 4 ml/min para cultura. Embora as células RCTE humanas tenham sido capazes de colonizar aproximadamente metade da região renal e formar estruturas tubulares, **Caralt et al. (2015)** observaram que o fornecimento de oxigénio pode ser limitado em algumas áreas do suporte, sugerindo que é necessário melhorar ainda mais a cultura em biorreator. Os biorreactores que promovem o fluxo sanguíneo através do corredor renal e do ureter podem ajudar na recuperação renal. **(Song *et al.*, 2013)** criaram uma estrutura para aceder ao corredor renal e também ao ureter. A sua câmara de sementeira incluía uma porta para a retirada de ar para criar um ambiente de peso negativo e peso transrenal para encorajar a sementeira através do ureter; seja como for, para uma cultura consistente de órgãos inteiros, foi utilizada apenas a perfusão enquanto o ureter era esvaziado inativo na câmara. Independentemente disso, não é claro se a perfusão de meios através do ureter seria benéfica para a cultura de órgãos.

2.1.2 Bioengenharia do rim

Embora a hemodiálise tenha prolongado o tempo de sobrevivência dos doentes com ESRD, o transplante renal continua a ser o principal tratamento potencialmente curativo. Independentemente dos desenvolvimentos na imunologia da substituição renal, 20% dos doentes sofrerão uma alta intensiva nos 5 anos seguintes ao transplante e cerca de 40% dos doentes morrerão ou perderão o emprego nos 10 anos seguintes. As limitações dos tratamentos actuais para a insuficiência renal levaram os cientistas a investigar o desenvolvimento de opções que pudessem melhorar parcial ou totalmente, restaurar ou substituir a função renal **(Wolfe *et al.*, 1999; Katari *et al.*, 2014)**. Foram investigadas três técnicas de evacuação de células para testar até que ponto as células são expulsas do rim e de que forma são preservados o desenho local e as propriedades biológicas originais do órgão. Concluíram que o Triton/SDS é o método mais eficaz para descelularizar rins de rato, mantendo um equilíbrio entre a evacuação das células e a preservação do desenho inicial, das verdadeiras proteínas ECM e das variáveis de desenvolvimento **(Caralt *et al.*, 2014)**.

O rim tem cerca de 30 tipos de células diferentes, incluindo cerca de 2 milhões de glomérulos, e um sistema emaranhado de artérias, veias e vasos. Para a bioengenharia de um rim competente e funcional, todos os tipos de células devem estar disponíveis e ser razoáveis, o que exige um teste notável (**Bornstein** *et al.*, **2002; Vorotnika** *et al.*, **2010).** Foram alcançados vários sucessos para distinguir um hotspot celular fiável para a recelularização renal, incluindo células renais maduras, células estaminais mesenquimais e da medula óssea e iPSCs (**Al-Awqati** *et al.*, **2006; Bonandrini** *et al.*, **2014).** Estas células comunicavam NCAM1+ e tinham um elevado potencial clonogénico. Quando estas células foram montadas numa camada corioalantóica do embrião de pinto, formaram estruturas renais (**Harari-Steinberg** *et al.*, **2013).**

As células estaminais amnióticas humanas (HASCs) expressam marcadores de superfície e variáveis de interpretação que são exclusivos das células estaminais embrionárias (ESCs). Estas incluem o octamer-restricting interpretation consider 4 (OCT-4) e o stage specific embryonic antigen-4 (SSEA-4). As HASCs têm um elevado potencial de auto-formação replicativa e um limite de separação de multilinhagens. **Perin e colaboradores (2007)** demonstraram que as HASCs se inserem em estruturas metanéfricas após infusão em rins embrionários, o que melhorou a reparação/recuperação de rins com decaimento tubular grave (**Zambon** *et al.*, **2014)** As IPSCs foram retratadas pela primeira vez (**Takahashi** *et al.*, **2006).** Quando reinventaram os fibroblastos humanos para obter células pluripotentes não desenvolvidas, expandindo quatro propriedades diferentes: Oct3/4, Sox2, c-Myc e Klf4. Embora sejam uma boa fonte de células, nem todos os microrganismos adultos fundadores podem ser reconstituídos utilizando uma técnica semelhante, o que significa que cada variedade telefónica pode ter elementos básicos. Ao contrário das CTEs, não existem questões morais nem uma exceção incontestável com as iPSCs.

A utilização de iPSCs para ilustrar a doença renal está a tornar-se cada vez mais uma realidade, dados os avanços recentes, incluindo a geração de iPSCs a partir de células mesangiais e epiteliais urinárias (**Zhou** *et al.*, **2012).** Song e colegas utilizaram células endoteliais da veia umbilical humana transportadas através do corredor para reendotelização e células renais neonatais transportadas através do ureter para bioengenharia de rins de roedores inteiros. A microscopia eletrónica de controlo dos rins ressemeados revelou vasos glomerulares perfundidos com podócitos implantados e o desenvolvimento de procedimentos de pé (**Song** *et al.*, **2013).** As direcções futuras para a bioengenharia dos rins são a separação, separação, expansão e racionalização dos protocolos de sementeira de células e a cultura de células do getter renal.

As células estaminais derivadas do líquido amniótico humano estão a ser cada vez mais consideradas pelo seu potencial útil. Num estudo anterior, foi investigado se estas células contribuem ou não para a restauração dos túbulos após uma lesão renal intensa. Foram isoladas do líquido amniótico humano células com marcadores de organismo indiferenciado e com potencial multidiferencial. A capacidade regenerativa das células estaminais do líquido amniótico humano foi comparada com a das células estaminais mesenquimais humanas derivadas da medula óssea. Verificou-se que a infusão intravenosa de 3,5 x 105 organismos indiferenciados do líquido amniótico humano em ratos não imunes com lesão renal intensa induzida por glicerol resultou numa rápida normalização da capacidade renal, em contraste com a infusão de células estaminais mesenquimais. Ambos os tipos de microrganismos fundadores revelaram uma melhoria da proliferação das células tubulares e uma redução da apoptose.

As células estaminais mesenquimais eram mais capazes de induzir a proliferação do que as células estaminais derivadas do líquido amniótico e, inversamente, eram mais anti-apoptóticas. Ambos os tipos de células se acumularam nos vasos peritubulares e no interstício, mas as células derivadas do líquido amniótico não desenvolvidas foram mais persistentes do que as células estaminais mesenquimais. Os ensaios in vitro mostraram que os dois tipos de células produziram diferentes citocinas e variáveis de desenvolvimento, sugerindo que uma mistura de diferentes árbitros está envolvida nas suas actividades orgânicas. Estes resultados sugerem que as células estaminais derivadas do líquido amniótico podem melhorar a recuperação renal em lesões renais graves, mas não são mais viáveis do que as células estaminais mesenquimais **(Hauser *et al.*, 2010)**.

O tratamento à base de células estaminais é uma alternativa promissora e concebível para a reparação de órgãos

(Little., 2006) Vários grupos demonstraram com êxito a utilização de diferentes tipos de células não desenvolvidas no tratamento de lesões renais intensas (LRA) em vários modelos animais de teste. Estes estudos utilizaram células mesenquimais indiferenciadas expandidas ex vivo (MSCs) ou células renais não desenvolvidas de reclusos **(Little *et al.*, 2006)**.

2.2 Células estaminais do pulmão

Na conceção dos pulmões, as vias respiratórias foram interrompidas por uma reação biológica para a ventilação **(Ott *et al.*, 2010; Petersen *et al.*, 2010)**. A mudança da ventilação húmida para a ventilação seca é essencial para a reepitelização ativa das vias respiratórias **(Calle *et al.*, 2011)**. Um biorreactor de baixo custo para a renovação pulmonar utiliza a ventilação por pressão negativa, extraindo ar de uma câmara com uma bomba de seringa. Este bioreactor foi utilizado por **Petersen *et al.* (2010)** para a renovação de tecido pulmonar para transplante. A avaliação subsequente da cultura do biorreactor para a estabilidade do tecido pulmonar nativo mostrou que este biorreactor podia fornecer uma nutrição adequada para a sobrevivência automática das células da cultura **(Petersen *et al.*, 2011)**. A transferência de meios através de aeração poderia suplementar o parênquima e a vasculatura, enquanto a perfusão por si só não era suficiente para manter as células no parênquima. Para aumentar a escala para modelos maiores de organismos vivos, este design de biorreactor foi facilmente equilibrado para utilização com pulmões de macacos rhesus **(Bonvillain *et al.*, 2013)**. Por outro lado, biorreactores comerciais para grandes órgãos também foram utilizados para pulmões de suínos ou humanos **(Nichols *et al.*, 2013; Gilpin *et al.*, 2014)**.

2.3 Células estaminais para o ouvido

A perda de audição pode ter consequências devastadoras para a forma como interagimos com o mundo. O principal problema é que as células sensoriais críticas, os neurónios auditivos e as células ciliadas da cóclea, só se formam durante o desenvolvimento e, se forem danificadas, não podem ser substituídas. Atualmente, o tratamento para esta doença é muito limitado e é proporcionado por dispositivos protésicos, como aparelhos auditivos e implantes cocleares. Existe uma clara necessidade de avanços terapêuticos que possam ajudar milhões de pessoas que sofrem desta doença, e as tecnologias avançadas de células estaminais oferecem uma réstia de esperança nesta área. No desenvolvimento desta abordagem, devem ser consideradas diversas variáveis. Em primeiro lugar, podem ser utilizados diferentes tipos de células, ambos com vantagens e desvantagens. Em segundo lugar, são utilizadas técnicas cirúrgicas difíceis para tratar um órgão tão pequeno e isolado como a cóclea. Foram utilizadas diferentes células estaminais e linhas em experiências de transplante, desde células estaminais embrionárias indiferenciadas (ESCs) e células estaminais mesenquimais (MSCs) a diferentes tipos de linhas quimicamente diferenciadas, incluindo algumas células estaminais geneticamente modificadas **(Jongkamonwiwat *et al.*, 2010)**.

A maioria das células estaminais utilizadas em estudos de transplantação são derivadas de ratinhos. Muitas CTE foram também geneticamente modificadas através da marcação com a proteína fluorescente verde (eGFP), um gene repórter utilizado para o rastreio após o transplante. Um estudo realizado em cobaias surdas demonstrou que as CTE de ratinho indiferenciadas e parcialmente diferenciadas foram introduzidas na cóclea **(Hildebrand *et al.*, 2005)**.

O equilíbrio entre os factores intrínsecos corretos, como o potencial das células do dador, e os factores extrínsecos, como o contexto do hospedeiro e o meio de transporte, ainda tem de ser optimizado. As CTE indiferenciadas demonstraram uma boa capacidade migratória, mas uma menor capacidade de diferenciação nos tipos de células-alvo. Os estudos com sistemas de células-modelo de origem murina são muito valiosos. São necessários mais estudos com tipos de células humanas para estabelecer condições de relevância clínica. Uma vez que a utilização de factores como os suplementos de NTF parece promover a sobrevivência e a diferenciação, deve ser investigada a combinação do transplante de células com a suplementação de NTF **(Jongkamonwiwat *et al.*, 2010)**.

2.4 Células estaminais capilares

Da mesma forma, é urgente a realização de estudos que combinem o potencial das células estaminais e dos implantes cocleares. No que diz respeito à via de transplante, a abordagem modiolar coclear, que permite o acesso direto ao canal de Rosenthal, parece ser o melhor sistema para a substituição do SGN. No entanto, para a substituição de células ciliadas, as técnicas de inserção da escala média ainda são tradicionais e resultam em danos significativos. São claramente necessários mais desenvolvimentos e aperfeiçoamentos neste domínio. Por último, a promoção da transdiferenciação das SCs em HCs pode ser considerada uma substituição celular, embora a partir de uma fonte endógena. A alteração do fenótipo das células de suporte através da anulação da inibição do ciclo celular pela p27Kip1 ou da promoção da expressão do fator de transcrição das células ciliadas Math1/Atoh1 pode ter um grande potencial para a formação de células ciliadas in vivo **(Kawamoto *et al.*, 2003; Izumikawa *et al.*, 2005)**.

2.5 Células estaminais do coração

Foram publicados vários trabalhos de investigação sobre engenharia de tecidos e fabrico de andaimes para todo o coração. Uma destas investigações fala das várias tentativas efectuadas para produzir uma estrutura geométrica 3D de coração inteiro e vasos sanguíneos através da descelularização de corações de cadáveres por perfusão coronária com detergentes. Em seguida, explica-se que, em condições fisiológicas artificiais para a maturação dos órgãos, o suporte natural pode ser fundido com células cardíacas neonatais ou células endoteliais da aorta de rato e que estas construções recelularizadas foram cultivadas. A celularização destes corações descelularizados foi conseguida através da colheita de células por perfusão direta do vaso coronário ou por punção direta no suporte descelularizado. Embora a função contrátil real fosse apenas de cerca de 2% em comparação com a função contrátil normal, este estudo representa um exemplo de engenharia de órgãos utilizando estruturas naturais descelularizadas (**Ott *et al.*, 2008**). Um estudo sobre o primeiro transplante clínico de traqueia em seres humanos, utilizando uma traqueia cadavérica com estrutura de cartilagem como matriz, também torna este tópico muito interessante. Este enxerto de tecido foi efetivamente transplantado para o brônquio principal esquerdo de uma mulher de 30 anos. A traqueia foi descelularizada durante um período de seis semanas e semeada com uma combinação de células epiteliais e células estromais da medula óssea da própria doente durante um período de 96 horas. Este estudo inovador e importante explica a regra de que a terapia celular em combinação com a engenharia de tecidos pode conduzir a órgãos artificiais que são importantes para doenças clínicas graves (**Macchiarini *et al.*, 2008**).

2.5.1 Aplicações da engenharia de tecidos no coração

As aplicações da engenharia de tecidos ao coração, utilizando estímulos eléctricos e estiramento mecânico, mostraram-se promissoras na melhoria da função de batimento organizado e da condução (**Ott *et al.*, 2008; Wang *et al.*, 2013**). **Ott *et al.* (2008)** utilizaram um bioreactor baseado num sistema de coração de trabalho revestido a água da Radnoti. Os sensores de pressão e os medidores de fluxo foram integrados neste bioreactor, o que permitiu a medição da pré-carga e da pós-carga, bem como do influxo e do efluxo, a fim de gerar pressões intraventriculares fisiologicamente relevantes. Além disso, a estimulação eléctrica sincronizada de 5-20 V podia ser administrada para estimular o coração. **Weymann *et al.* (2014)** também utilizaram um sistema de biorreator comercial, o BIOSTAT B-DCU II da Sartorius Stedim Biotech.

O sistema de bioreactor contém

1- Uma torre de controlo.
2- Um recipiente de cultura de vidro personalizado com temperatura exacta.
3- Controlo de PH.

A torre de controlo está ligada a um recipiente de cultura de vidro especial com uma temperatura precisa. Utilizando até seis bombas peristálticas, 5 litros de meios podem ser continuamente circulados através de corações de porcos a um caudal e pressão específicos. **Hulsmann *et al.* (2013)** desenvolveram um sistema de biorreator económico para o coração inteiro. Um cultivo que utiliza a perfusão coronária e a estimulação mecânica tridimensional. Usando uma plataforma operacional baseada em Labview, o ventrículo esquerdo de corações de ratos descelularizados é esticado de forma controlada usando um balão de látex esticável. A insuflação do balão foi activada por uma bomba de seringa, enquanto que uma bomba de diafragma foi utilizada para fornecer explosões de volume a frequências definidas. Além disso, a pressão no interior do sistema foi monitorizada e controlada por um sensor de pressão. Para a perfusão, um sensor de pressão e uma bomba peristáltica accionavam um sistema de tubagem com um separador de bolhas integrado. Este sistema altamente integrado foi alargado por um tanque de meios constituído por um recipiente separador de parede dupla com um separador de discos. O tanque estava equipado com um anel de gás para gaseificar o meio, bem como um sensor de pH, um sensor de pO_2 e um sensor de temperatura para monitorizar as condições do meio. Um misturador de gás personalizado com um controlador de fluxo permitiu o condicionamento totalmente automático dos meios com ar/O_2, CO_2,

e N_2 em função dos valores de pH e pO_2. **Hulsmann** *et al.* observaram também que a monitorização e a estimulação electrofisiológica poderiam ser facilmente integradas no seu sistema de bioreactores no futuro.

2.6 Células estaminais para os dentes

Muitos tipos de células com propriedades de células estaminais foram obtidos a partir de diferentes partes do dente. Trata-se de células da polpa dentária de dentes esfoliados (pediátricos) e adultos, do ligamento periodontal que liga a raiz do dente ao osso, das pontas de raízes em desenvolvimento e do tecido (folículo dentário) que rodeia o dente não irrompido. Todas estas células são semelhantes, na medida em que derivam de células da crista neural, e todas têm propriedades genéricas semelhantes às das células estaminais mesenquimais, incluindo a expressão de genes marcadores e a diferenciação em linhagens de células mesenquimais (osteoblastos, condrócitos e adipócitos) in vitro e, em certa medida, in vivo. As diferenças entre estes tipos de células podem ser resumidas em alguns pontos: diferem em certos aspectos da sua taxa de crescimento em cultura, expressão de genes marcadores e diferenciação celular, embora não seja claro até que ponto estas diferenças se devem ao tecido de origem, à cultura ou às condições funcionais **(Volponi *et al.*, 2010)**.

Os dentes apresentam uma capacidade limitada de reparação em resposta a danos, e as células estaminais da polpa dentária servem provavelmente como fonte de células que substituem as células danificadas e facilitam a reparação. As células estaminais de outras partes do dente, como as raízes em crescimento e o ligamento periodontal, desempenham um papel mais dinâmico no crescimento e na função do dente. As células estaminais dentárias são facilmente colhidas, o que as torna uma fonte atractiva de células estaminais autólogas que podem ser utilizadas para restaurar o tecido pulpar vital removido devido a infeção, regenerar o ligamento periodontal perdido na doença periodontal e gerar estruturas dentárias parciais ou completas para formar enxertos biológicos. Como as células estaminais dentárias têm as mesmas propriedades que as células estaminais mesenquimais, há também interesse no seu potencial mais amplo para tratar doenças que envolvem derivados de células mesenquimais (ou não mesenquimais), como a doença de Parkinson **(Volponi *et al.*, 2010)**.

A possibilidade de a polpa dentária poder conter células estaminais mesenquimatosas foi sugerida pela primeira vez pela observação de que as lesões dentárias graves que penetram tanto no esmalte como na dentina e na polpa estimulam um processo de reparação natural limitado, no qual se formam novos odontoblastos para gerar dentina fresca para reparar a lesão (**Smith *et al.*, 2001; Smith *et al.*, 2003**). É também de salientar que as primeiras células estaminais isoladas da polpa dentária humana adulta foram designadas por células estaminais da polpa dentária (DPSCs) (**Gronthos *et al.*, 2000**). As DPSCs diferenciam-se em neurónios funcionalmente activos, e as DPSCs implantadas induzem a orientação axonal endógena, sugerindo o seu potencial como terapia celular para doenças neuronais (**Arthur *et al.*, 2008; Arthur *et al.*, 2009**).

As células estaminais isoladas da polpa dentária de dentes decíduos humanos (SHED) são capazes de formar dentina in vitro, promover a formação óssea e diferenciar-se noutros derivados de células mesenquimatosas não dentárias (**Miura *et al*, 2003; Shi *et al*, 2005; Cordeiro *et al*, 2008; Sakai *et al*, 2010; Wang *et al*, 2010**). Muitos estudos que utilizaram a SHED como ferramenta para a engenharia de tecidos da polpa dentária in vivo, em que a polpa removida devido a infeção é substituída por células estaminais, mostraram que o tecido formado tem uma arquitetura e uma celularidade muito semelhantes às da polpa dentária, um tecido importante para a vitalidade do dente (**Cordeiro *et al.*, 2008**).

Outra aplicação clínica atractiva foi identificada por estudos sobre a

a eficácia terapêutica da SHED no alívio da doença de Parkinson (**Wang *et al.*, 2010**).

O transplante de esferas SHED no striatum de ratos com Parkinson melhorou parcialmente as perturbações do comportamento de viragem induzidas pela apomorfina. Os resultados deste estudo mostram que as SHED podem ser uma fonte útil de células estaminais pós-natais para o tratamento da doença de Parkinson. No entanto, as SHED são isoladas de dentes pediátricos desgastados, pelo que a terapia autóloga com células estaminais para uma doença como a DP exigiria que estas células fossem armazenadas na infância. No entanto, as DPSC derivadas da polpa dentária adulta podem ter caraterísticas semelhantes, e a derivação e expansão destas células autólogas exigiriam essencialmente a remoção de um dente do paciente (**volponi *et al.*, 2010**). Outra população única de células estaminais dentárias, denominada células estaminais da papila apical da raiz (SCAP), está localizada nas pontas das raízes dentárias em crescimento. O tecido da papila apical só está presente durante o desenvolvimento da raiz, antes de o dente irromper na cavidade oral (**Huang *et al.*, 2008**).

Foi formado um ligamento periodontal e dentário através do co-transplante de células SCAP (para formar uma raiz) e de células estaminais multipotentes dos ligamentos periodontais PDLSC (para formar um ligamento periodontal) em cavidades dentárias de minipigs. Estes resultados sugerem que esta população de células poderia ser utilizada juntamente com as PDLSC para gerar uma raiz dentária biológica que poderia ser utilizada da mesma forma que um implante metálico, cobrindo-a com uma coroa dentária sintética. A maioria dos tecidos humanos das fases iniciais do seu desenvolvimento não está clinicamente disponível para o isolamento de células estaminais; no entanto, como as raízes se desenvolvem após o nascimento, a papila apical da raiz está acessível na prática clínica dentária a partir de dentes do siso extraídos. Assim, pode ser facilmente obtida uma fonte muito ativa de células estaminais com propriedades semelhantes às embrionárias (ou seja, em processo de desenvolvimento). São necessárias mais experiências sobre as propriedades destas células derivadas de dentes humanos após expansão em cultura (**Volponi *et al.*, 2010**). O atual estado da arte na substituição de dentes é um implante dentário, em que uma haste metálica roscada é aparafusada num orifício pré-perfurado no osso, que é depois selado com uma coroa de plástico ou cerâmica. É necessário que exista uma quantidade mínima de osso para que os implantes possam ser utilizados. Como estes implantes são ancorados diretamente no osso sem o "amortecedor" PDL, as forças mastigatórias são transferidas diretamente para o osso. Esta é uma das razões pelas quais os implantes podem falhar.

Nalguns casos em que o osso é insuficiente para os implantes, como a perda de dentes em resultado da perda de osso na osteoporose pós-menopausa, os implantes devem ser precedidos de enxerto ósseo. O objetivo final da medicina dentária é um método para substituir biologicamente os dentes perdidos; essencialmente um implante baseado em células em vez de um implante metálico. O requisito mínimo para uma substituição biológica é a formação dos componentes essenciais necessários para um dente funcional, incluindo as raízes, o ligamento periodontal, o nervo e o fornecimento de sangue. Paradoxalmente, a parte visível do dente, a coroa, é menos importante, uma vez que as coroas dentárias sintéticas, embora essenciais para a função, funcionam bem e podem ser perfeitamente adaptadas em termos de tamanho, forma e cor. O desafio das restaurações biológicas é, portanto, em última análise, criar uma raiz biológica (**Volponi *et al.*, 2010**).

Os principais desafios na regeneração de dentes inteiros são agora identificar fontes de células não embrionárias que tenham as mesmas caraterísticas que as células germinativas do dente e desenvolver sistemas de cultura que possam propagar células que retenham o potencial de formação do dente (**Volponi *et al.*, 2010**). Este é um desafio ainda maior, considerando que o desenvolvimento do dente requer dois tipos de células, epiteliais e mesenquimais (**Jernvall *et al.*, 2000; Tucker *et al.*, 2004; Zhang *et al.*, 2005**). E vale a pena mencionar que um dente funcional pode ser experimentalmente criado por bioengenharia em ratos através da remontagem de células dentárias dissociadas (**Sampson *et al.*, 2003; Yamamoto *et al.*, 2003; Duailibi *et al.*, 2004; Nakao *et al.*, 2007**). No entanto, estas experiências não dizem respeito à bioengenharia de dentes inteiros, mas sim à capacidade de reagregação das células dissociadas. As células utilizadas são derivadas de primórdios de dentes embrionários, muitos dos quais são necessários para formar um dente. Quando os germes dentários são dissociados e podem reassociar-se numa matriz extracelular (scaffold), "ordenam" e reagregam-se para voltar a formar os germes dentários. A reagregação produz vários pequenos "dentes" cuja forma não tem qualquer semelhança com a do suporte utilizado. Do mesmo modo, os componentes celulares epiteliais e mesenquimais do germe dentário podem ser fisicamente separados, as células dissociadas e recombinadas, após o que se "ordenam" e reagregam para formar o germe dentário (**Sampson *et al.*, 2003; Yamamoto *et al.*, 2003**). Neste caso, são necessárias 5×10^4 células dissociadas de múltiplos germes dentários para gerar um único germe dentário novo (**Yamamoto *et al.*, 2003**).

Apesar dos progressos notáveis, existem grandes obstáculos à formulação de abordagens baseadas em células inofensivas, simples e reprodutíveis para a reparação e regeneração dentária que possam ser utilizadas em doentes. É evidente que existe uma necessidade clínica de tais tratamentos e uma enorme reserva de pacientes. As células estaminais dentárias têm muitas vantagens, e os resultados obtidos até à data sugerem que os dentes são uma fonte viável de células estaminais mesenquimais adultas para uma vasta gama de aplicações clínicas. Em última análise, a utilização destas células estaminais dentárias em detrimento de outras fontes de células estaminais mesenquimatosas para fins terapêuticos dependerá não só da facilidade de utilização e acessibilidade, mas também da eficiência e qualidade da reparação em relação ao custo. As células da polpa dentária crescem bem em cultura, e a proporção de células com propriedades de células estaminais parece aumentar com a passagem, o que é invulgar. A base molecular deste fenómeno deve ser investigada, uma vez que pode constituir um paradigma para o aumento do número de células estaminais em culturas de outros tipos de células. Existem ainda muitas questões importantes para a regeneração de dentes inteiros que levarão muito tempo a resolver. A mais premente é a identificação de populações de células epiteliais e mesenquimatosas que possam ser mantidas e expandidas em cultura para fornecer o maior número necessário para criar um dente. Neste contexto, coloca-se também a questão de saber se as células devem ser autólogas (caras mas seguras) ou alogénicas (mais baratas mas com possíveis problemas de rejeição). Outro ponto fundamental a considerar é o facto de o desenvolvimento dos dentes humanos ser um processo muito mais lento do que nos ratos. A embriogénese do dente humano é cerca de oito vezes mais lenta, e o desenvolvimento pós-natal demora muitos anos. Assim, enquanto o crescimento, a implantação e a erupção de dentes obtidos por bioengenharia em ratos demoram apenas algumas semanas, o tempo correspondente para a criação de um dente humano funcional pode demorar muitos meses ou mesmo anos. Por conseguinte, é necessário investigar de que forma o desenvolvimento dos dentes humanos pode ser acelerado (**Volponi *et al.*, 2010**).

2.7 Células estaminais para o olho

O estroma da córnea é um tecido conjuntivo avascular que constitui 90 % da córnea. É constituído por camadas de fibrilas de colagénio altamente paralelas com um diâmetro monodisperso e um espaçamento interfibrilar local idêntico (**Wu *et al.*, 2012**). O estroma é constituído por várias lamelas de colagénio intercaladas com uma população especializada de células mesenquimatosas, os queratócitos. Dentro de cada lamela, as fibrilas de colagénio são paralelas, densamente compactadas e muito uniformes em diâmetro. O diâmetro das fibrilas de colagénio e as distâncias entre as fibrilas são determinados por uma classe especial de proteoglicanos da córnea. A translucidez deste tecido deve-se ao empacotamento único e ao diâmetro uniforme das fibrilas de colagénio. As doenças genéticas que levam a uma perturbação deste arranjo, como as mucopolissacaridoses, resultam em córneas altamente opacas no início da vida (**Giugliani *et al.*, 2010**). As fibrilas de colagénio continuam a correr paralelamente à superfície da córnea, e a orientação da direção das fibrilas varia nas lamelas vizinhas, conferindo ao tecido uma resistência lateral isotrópica muito elevada. Estas propriedades físicas únicas, como a resistência e a transparência, que são essenciais para o funcionamento da córnea, dependem tanto da composição molecular do tecido como da sua elegante organização ultra-estrutural. A recriação desta estrutura a nível nano e micro pode ser necessária para desenvolver tecido da córnea com transparência e resistência equivalentes às do tecido da córnea nativa (**Wu *et al.*, 2012**).

Utilizando um substrato com morfologia fibrilar na gama submicrométrica, foi produzida com êxito uma nanoconstrução de colagénio altamente ordenada. Este microambiente favorável facilitou a secreção de uma ECM à base de colagénio tipo I pelas células estaminais do estroma da córnea humana (hCSSCs), que apresentavam muitas das principais caraterísticas estruturais do tecido estromal da córnea humana nativa. A topografia do substrato parece desempenhar um papel importante na formação desta MEC, uma vez que um substrato fibrilar não alinhado materialmente equivalente e uma película lisa não recapitularam a estrutura e a composição globais da morfologia da MEC. É importante notar que o substrato não tinha necessariamente de permanecer em contacto com as células para obter este efeito. Por conseguinte, estes resultados esclarecem o papel do ambiente extracelular no controlo do comportamento celular e da nanomontagem da MEC. O estudo também demonstrou um passo importante numa estratégia ascendente para a bioengenharia de construções nanoestruturadas à base de colagénio espacialmente complexas para a reparação e regeneração da córnea (**Wu *et al.*, 2012**).

2.8 Células estaminais do fígado

2.8.1 Recelularização paranquimatosa: sementeira de órgãos inteiros

O fígado pode ser colonizado através de várias vias vasculares, nomeadamente a veia porta, a artéria hepática ou a veia cava inferior (VCI) (veias hepáticas). A maioria dos grupos utiliza a veia porta ou a veia cava (**Wang *et al.*, 2014**). No entanto, a utilização de múltiplas vias facilita muito provavelmente a disposição espacial das células. Por exemplo, a semeadura por perfusão de andaimes hepáticos através da veia cava depositou células na área pericentral, enquanto a semeadura por perfusão através da veia porta depositou células na área periportal (**Batista *et al.*, 2011**). Curiosamente, Batista et al. também descobriram que a direção do fluxo durante a perfusão influenciava a orientação das células.

Outro grupo verificou que a sementeira através da veia porta ou da veia hepática não era tão eficaz como a sementeira de hepatócitos suspensos em gel de colagénio diretamente no fígado com uma agulha (**Shirakigawa *et al.*, 2013**). No entanto, a injeção direta de células pode levar à agregação celular, à má fixação das células e a uma distribuição inadequada no suporte. Um estudo realizado por (**Soto-Gutierrez *et al.*, 2011**) demonstrou este facto, avaliando diferentes métodos de recelularização do parênquima hepático de andaimes de rato com hepatócitos de rato.

Cinco injecções com uma agulha nos lóbulos do fígado levaram à implantação de <13% das células semeadas. A sementeira por perfusão, por outro lado, conduziu a resultados mais favoráveis. As células introduzidas no fígado por perfusão contínua de meios num bioreactor resultaram em cerca de 70% de enxerto celular, ao passo que se obteve cerca de 86% de enxerto celular quando as células foram infundidas diretamente no circuito de perfusão do fígado em incrementos de 10-15 minutos. Este método "faseado" também foi aplicado com êxito por (**Uygun *et al.*, 2010**) ao semear hepatócitos primários de rato em andaimes de fígado de rato, por (**Yagi *et al.*, 2013**) ao semear hepatócitos primários de porco em andaimes de fígado de porco e por (**Jiang *et al.*, 2014**) ao semear BMSCs de ratinho em andaimes de ratinho (com >95 % de enxerto). Provavelmente, são necessárias várias infusões para fornecer um número suficiente de células e para reconstituir suficientemente o fígado. De facto, foi utilizada uma infusão em série em várias fases para aumentar o número de células semeadas de 50 para 200 milhões (equivalente a 20 % da massa hepática de um rato) (**Uygun *et al.*, 2010**). Para atingir 5-10 % da massa hepática de um pulmão humano, seriam necessários 10 mil milhões de hepatócitos (**Caralt** *et al.*, **2014**).

De um modo geral, a sementeira por perfusão é mais eficiente na distribuição das células por toda a estrutura hepática, e estudos futuros beneficiariam provavelmente da utilização de múltiplas vias de sementeira. Além disso, a utilização do sistema ductal hepático para a sementeira ainda não foi investigada.

2.8.2 Bioengenharia do fígado

O fígado é a maior glândula do corpo e desempenha inúmeras funções importantes. Algumas dessas funções incluem o metabolismo, a manutenção da homeostase, a síntese de aminoácidos, proteínas e enzimas, a produção de colesterol e bílis e a desintoxicação e excreção de drogas e compostos nocivos. O fígado também serve como armazém de energia, armazenando gordura e glicogénio. A maioria destas funções é efectuada pelos hepatócitos, o tipo de célula mais importante do fígado, que constituem cerca de 70 a 80 % da população total de células do fígado. O fígado é também constituído por células de Kupffer, colangiócitos, células estreladas e células endoteliais sinusoidais, que cooperam com os hepatócitos para assegurar o funcionamento correto do fígado. O fígado tem uma capacidade natural de regeneração; em ratos, demonstrou-se que 70 a 80% de um fígado saudável pode ser removido sem que o fígado perca a sua função e continue a crescer. No entanto, o mesmo não acontece com os fígados doentes (**Higgens** *et al.*, **1931**).

Se a engenharia de tecidos e a medicina regenerativa (ET/MR) forem bem sucedidas, podem ajudar a resolver o problema da escassez de fígado, aumentando o número de órgãos disponíveis para transplante. A descelularização de tecidos utilizando detergentes como o Triton X ou o SDS demonstrou ser um método bem sucedido para produzir matrizes e suportes para a TE/RM (**Badylak** *et al*, **2007**; **Qtt** *et al*, **2008**; **Baptista** *et al*, These decellularised, natural bioscaffolds are increasingly used as they not only retain their microarchitecture but also contain many bioactive signals (cell adhesion peptides, ECM proteins, etc.) that are difficult to replicate artificially and promote cell attachment and viability (**Kim** *et al.*, **2000**).

Também é vantajoso utilizar andaimes para órgãos inteiros, uma vez que os componentes da MEC são os mesmos de espécie para espécie. Nos seres humanos, é, por conseguinte, possível utilizar órgãos de porco descelularizados, uma vez que o seu tamanho é o mais próximo dos órgãos humanos e estão facilmente disponíveis (**Lin** *et al.*, **2004**; **Yagi** *et al.*, **2013**). As células humanas podem ser introduzidas nestes órgãos de suínos descelularizados para produzir órgãos humanos de bioengenharia (**Batista** *et al.*, **2011**).

Em termos de bioengenharia hepática, foi demonstrado que as matrizes naturais promovem o crescimento e a viabilidade dos hepatócitos primários (**Yagi** *et al.*, **2013**). Os fígados são descelularizados utilizando o método de perfusão, uma vez que é o método mais eficaz para remover os componentes celulares do órgão e causar poucos danos à rede vascular - dois critérios que são extremamente importantes para a recelularização de todo o órgão (**Ko** *et al.*, **2015**). Atualmente, diferentes tipos de fígados têm sido descelularizados utilizando diferentes protocolos para obter um bioscaffold natural (**Lin** *et al.*, **2004**; **Gilbert** *et al.*, **2009**; **Shupe** *et al.*, **2010**). Em 2013, Kajbafzadeh e colegas relataram a avaliação de dois métodos principais de descelularização (difusão e perfusão) e cinco protocolos de descelularização diferentes para fígados de ovelha (**Kajbafzadeh** *et al.*, **2013**). Concluíram que o método de perfusão é uma melhor técnica de descelularização e que a perfusão com solução de hidróxido de amónio seguida de ciclos de Triton X-100 é o protocolo de descelularização mais preciso e adequado para obter um fígado inteiro com uma árvore intravascular não danificada. O mesmo método foi utilizado noutros estudos como o melhor protocolo de descelularização específico do fígado atualmente disponível (**Ko** *et al.*, **2015**). Em 2011, Batista e colegas (**Batista** *et al.*, **2011**) fizeram a bioengenharia de um fígado de rato humanizado funcional utilizando um sistema de biorreactor para entregar células progenitoras humanas nos suportes do fígado.O bioreactor fornece um fluxo contínuo de meios contendo factores de crescimento e gases, o que permite a manutenção adequada das células no suporte hepático 3D. Podem ser utilizadas diferentes pressões para levar diferentes populações de células para os seus respectivos nichos no fígado. Estes fígados de bioengenharia exibiram caraterísticas hepáticas, tais como estruturas de ductos biliares positivas para a citoqueratina 19 e aglomerados de hepatócitos positivos para o citocromo P450 3A e albumina no espaço parenquimatoso do fígado. O fígado submetido a bioengenharia também apresentava funções hepáticas como a secreção de ureia e albumina e a capacidade de metabolizar drogas, e as células endoteliais cobriam as estruturas vasculares do fígado e expressavam a óxido nítrico sintase de células endoteliais. Além disso, a perfusão sanguínea no fígado submetido a bioengenharia resultou numa adesão e agregação plaquetárias significativamente menores em comparação com o andaime de fígado vazio, o que é um fator extremamente importante para a permeabilidade dos vasos sanguíneos após o transplante.Os cientistas têm tentado utilizar fígados de porco como andaimes para a bioengenharia hepática porque, como mencionado anteriormente, o tamanho dos fígados de porco é mais semelhante ao dos fígados humanos (**Yagi** *et al.*, **2013**). Foi possível descelularizar o fígado porcino, mantendo a rede vascular e as principais proteínas da MEC; recelularizar completamente utilizando todos os outros tipos de células hepáticas, incluindo as células de Kupffer, as células endoteliais sinusoidais e as células estreladas; e ainda não foi possível desenvolver um fígado totalmente funcional que permaneça patente à escala de um fígado humano após o transplante (**Lin** *et al*, Um dos maiores desafios na bioengenharia de órgãos inteiros é encontrar uma fonte de células adequada para repovoar um suporte, e a bioengenharia de um fígado inteiro não é diferente. Em 2010, Espejel e colegas (**Espejel** *et al.*, **2010**) utilizaram a tecnologia de células estaminais pluripotentes induzidas (iPSC) para gerar hepatócitos com capacidades funcionais e proliferativas para a regeneração hepática em ratinhos. A utilização da tecnologia de iPSC para células hepáticas constitui uma fonte potencial de células que poderiam ser utilizadas para a possível bioengenharia de todo o fígado em seres humanos, uma vez que as células hepáticas são células extremamente especializadas. Até à data, ninguém conseguiu isolar hepatócitos ou células endoteliais do fígado e cultivá-los em cultura a longo prazo (**Marche** *et al.*, **2009**; **Miranda** *et al.*, **2009**). Após o isolamento, estas células perdem a capacidade de proliferação logo que se encontram fora do seu ambiente natural. Espejel e colegas conseguiram demonstrar que os fígados de três ratinhos de tipo selvagem e três ratinhos deficientes em FAH se regeneraram aproximadamente a 100% com hepatócitos derivados de iPSC após hepatectomia parcial (dois terços). A fonte de iPSC é uma fonte celular prometedora para a regeneração do fígado, como demonstrado por Espejel e colegas.A geração de hepatócitos a partir de células estaminais embrionárias humanas (hESCs) pode representar uma fonte de células vantajosa para abordagens terapêuticas celulares como alternativa ao transplante ortotópico de fígado. Diferenciação de hESCs em células hepáticas funcionais em condições de cultura totalmente definidas que recapitulam as principais fases do desenvolvimento do fígado. As células geradas nestas condições apresentaram funções hepáticas in vitro, incluindo armazenamento de glicogénio, atividade do citocromo e absorção de lipoproteínas de baixa densidade. Após transdução com um lentivector que expressa a proteína fluorescente verde e transplante para ratinhos transgénicos uPA imunodeficientes, as células diferenciadas cresceram no fígado, proliferaram e expressaram albumina humana e 1-antitripsina, bem como a proteína fluorescente verde durante pelo menos 8 semanas. Além disso, as células hepáticas puderam ser geradas a partir de células pluripotentes induzidas humanas derivadas de fibroblastos reprogramados, demonstrando a eficácia desta abordagem com células estaminais pluripotentes de diferentes origens, tendo sido desenvolvido um método robusto e eficiente para diferenciar células estaminais pluripotentes em células hepáticas que apresentam caraterísticas de hepatócitos humanos. Esta abordagem deverá facilitar o desenvolvimento de hepatócitos de qualidade clínica para transplantação e investigação sobre a descoberta de medicamentos **(Touboul *et al.*, 2010)**. Infelizmente, o fígado humano continuaria a ser necessário como fonte de células e, além disso, o isolamento de hepatócitos humanos é difícil e ineficaz. Além disso, os hepatócitos diferenciados não podem ser propagados eficazmente em cultura, o que limita severamente o número de hepatócitos que podem ser obtidos a partir de cada fígado **(Serralta et al., 2003; Serralta *et al.*, 2005)**. Por conseguinte, numerosos estudos centraram-se na investigação da capacidade de uma variedade de células estaminais, que podem ser facilmente isoladas utilizando técnicas não invasivas, para dar origem a hepatócitos tanto in vitro como in vivo. Além disso, muitas destas populações de células podem ser altamente proliferadas in vitro, de modo que um grande número de células pode ser gerado para transplante a partir de um número relativamente pequeno de células estaminais iniciais. Como algumas destas populações de células estaminais estão presentes na idade adulta e podem, portanto, ser isoladas do doente a tratar, seria possível produzir hepatócitos personalizados e imunologicamente compatíveis **(Almeida-Porada *et al.*, 2010)**.A possibilidade de reparar o fígado através do transplante de células derivadas da medula óssea, como as HSC, as MSC ou as EPC, em vez do próprio fígado, tem-se revelado muito promissora em modelos animais. Infelizmente, a falta de normalização dos protocolos para o isolamento de tipos de células específicos e a utilização de uma variedade de modelos de lesão/doença tornaram a interpretação destes resultados bastante difícil e deixaram em aberto questões sobre os mecanismos pelos quais estas células medeiam os seus efeitos benéficos **(Almeida-Porada *et al.*, 2010)**.

2.8.3 Células estaminais hematopoiéticas para a regeneração do fígado

As células estaminais hematopoiéticas (HSC) são provavelmente as células estaminais do organismo mais estudadas e mais bem compreendidas **(Bryder *et al.*, 2006)**. No domínio da regeneração do fígado, as HSC têm recebido uma atenção considerável na sequência de estudos pioneiros que demonstraram que as HSC eram capazes de formar células semelhantes a hepatócitos in vivo após o transplante e repovoar completamente o fígado de ratinhos com FAH, corrigindo o fenótipo da doença **(Lagasse *et al.*, 2000; Vassilopoulos *et al.*, 2003)**. A estes estudos seguiram-se outros que utilizaram uma variedade de modelos de roedores para testar rigorosamente o potencial hepatocítico das HSCs de diferentes fontes **(Lagasse *et al.*, 2000; Theise *et al.*, 2000; Jang *et al.*, 2004)**.

Os estudos que demonstram o potencial hepatocítico das CSH em roedores são

Type of Hematopoietic stem cells	
adult mouse BM KTLS	Lagasse et al., 2000
adult male mouse whole BM	Theise et al., 2000
adult male mouse BM HSC purified by elutriation. Lin-	Krause et al., 2001
adult male Lin- BM cells from L-PK-Bcl-2 transgenic mice	Mallet et al., 2002
adult mouse whole BM	Wang et al., 2002
human cord blood CD34+ or CD45+	Ishikawa et al., 2003
human cord blood or mPB CD34+	Kollet et al., 2003
human cord blood mononuclear cells	Newsome et al., 2003
male mouse Lin- BM cells	Vassilopoulos et al., 2003
human cord blood or BM CD34+ or CD34+CD38-CD7-	Wang et al., 2003a
mouse BM cells	Wang et al., 2003b
adult male mouse BM HSC purified by elutriation. Lin-	Jang et al., 2004
human cord blood mononuclear cells OR eGFP transgenic mouse BM cells	Sharma et al., 2005
male GFP transgenic rat b2microglobulin(-) Thy-1(+) BM cells	Muraca et al., 2007
T-depleted mouse BM cells	Eggenhofer et al., 2008

A Tabela 1 apresenta as fontes celulares utilizadas em estudos que demonstraram o potencial hepatocítico de populações enriquecidas de HSC em diferentes modelos de ratos com uma grande variedade de lesões genéticas e lesões causadas por agentes químicos ou físicos. Uma vez que cada grupo utilizou critérios diferentes para isolar as CTH e cada modelo de lesão/doença parece ter as suas próprias caraterísticas que conduzem a resultados diferentes, os resultados destes estudos são bastante difíceis de interpretar, mesmo quando são transplantados os mesmos tipos de CTH ou tipos muito semelhantes. No entanto, é seguro afirmar que as HSCs derivadas do sangue do cordão umbilical produzem níveis mais elevados de hepatócitos de forma mais consistente após o transplante do que as HSCs isoladas da medula óssea ou do sangue periférico mobilizado. Além disso, estes estudos indicam que as HSCs resultam em níveis mais elevados de transplante hepático quando transplantadas para modelos em que os hepatócitos endógenos do hospedeiro são defeituosos, quer devido a uma lesão genética, quer devido ao tratamento com agentes que impedem a replicação dos hepatócitos do hospedeiro. Parece que a única forma de obter um elevado número de hepatócitos a partir de HSCs do dador é dar às células transplantadas uma vantagem em termos de proliferação e sobrevivência. O mecanismo pelo qual os hepatócitos são gerados a partir das HSC transplantadas também é controverso entre os grupos de investigação.

A atual escassez de órgãos de dadores disponíveis para transplante e a grave morbilidade e mortalidade associadas a este procedimento realçam a necessidade de alternativas ao transplante hepático. A possibilidade de reparar o fígado através do transplante de células derivadas da medula óssea, como as HSC, as MSC ou as EPC, em vez do próprio fígado, tem-se revelado muito promissora em modelos animais. Infelizmente, a falta de normalização dos protocolos para o isolamento de tipos específicos de células e a utilização de uma variedade de modelos de lesão/doença dificultaram bastante a interpretação destes resultados e deixaram em aberto questões sobre os mecanismos pelos quais estas células medeiam os seus efeitos benéficos. Os resultados dos ensaios clínicos em humanos, embora promissores mas ainda não definitivos, têm mantido um otimismo cauteloso quanto ao papel das terapias celulares no tratamento da doença hepática, uma vez normalizados e optimizados os métodos **(Almeida-Porada *et al.*, 2010).**

No transplante de células hepáticas (LZT), os hepatócitos normais são transferidos para um fígado doente através da injeção de hepatócitos isolados no baço ou na artéria esplénica ou diretamente na veia porta. Há várias décadas, estudos demonstraram que mais de 80% do fígado podia ser substituído pela administração de 104 células hepáticas, indicando que os hepatócitos do dador eram capazes de, pelo menos, 12 ciclos de divisão celular **(Rhim *et al.*, 1994)**. Até à data, o LCT humano foi tentado em doentes com insuficiência hepática aguda **(Strom *et al.*, 1999)**. Na doença hepática crónica com cirrose **(Ribeiro *et al.*, 1992; Strom *et al.*, 1997)** e em crianças com doenças metabólicas relacionadas com o fígado **(Fox *et al.*, 1998; Puppi *et al.*, 2008)**. Até à data, os dados sobre a eficácia da TCL na insuficiência hepática em seres humanos são difíceis de interpretar e, embora a experiência clínica não proporcione a impressionante estimulação da regeneração encontrada em estudos com animais, a TCL continua a ser um tratamento experimental alternativo para fazer a ponte entre os doentes e o transplante ortotópico ou o transplante hepático parcial ortotópico (APOLT), com o objetivo de reduzir o risco associado ao transplante hepático em doentes com complicações clínicas **(Puppi *et al.*, 2008).**

Dado que a disponibilidade de fígados de dadores humanos para o isolamento de hepatócitos é limitada, têm sido exploradas alternativas aos hepatócitos primários. As populações de células estaminais, em particular, são terapêuticas atractivas devido à sua proliferação tipicamente rápida e extensa e ao seu potencial para serem personalizadas para os doentes. Um fornecimento ilimitado de células hepáticas derivadas de células estaminais poderia ter um impacto significativo no desenvolvimento de terapias baseadas em células para o tratamento de doenças hepáticas e, em última análise, conduzir a terapias que poderiam melhorar a vida de outros doentes com doenças metabólicas hepáticas menos graves mas debilitantes. A disponibilidade de uma fonte fiável de células hepáticas de alta qualidade também facilitaria a investigação das doenças hepáticas e revolucionaria as fases iniciais da descoberta de medicamentos **(Soto-Gutierrez *et al.*, 2010).**

Utilizando técnicas de engenharia de tecidos, os investigadores estudaram a microestrutura do fígado para melhorar as técnicas de cultura in vitro que permitem a manutenção de uma sinalização semelhante ao microambiente dos hepatócitos intactos. Estas técnicas têm sido utilizadas para desenvolver melhores métodos de administração de células e transportadores de células. Idealmente, estes sistemas de bioengenharia devem proporcionar condições in vitro que espelhem o ambiente in vivo e devem ser adequados para o crescimento, diferenciação e "condicionamento" de células estaminais para posterior transplante in vivo. O transporte e a disponibilidade de nutrientes e oxigénio devem ser mais bem regulados nestes sistemas do que nas culturas em monocamada **(Soto-Gutierrez *et al.*, 2010).**

O transplante de células é uma abordagem elegante para tratar ou prevenir a insuficiência hepática que poderia salvar dezenas de milhares de vidas todos os anos. No entanto, dois grandes obstáculos impedem a sua aplicação clínica generalizada: a falta de células transplantáveis e a cicatrização deficiente, que conduz a uma funcionalidade e viabilidade deficientes a longo prazo das células transplantadas. As descobertas aqui analisadas sugerem que a realização de métodos de transplante de células seria grandemente melhorada pelo desenvolvimento de um suporte transplantável ideal que tenha todas as microestruturas e pistas extracelulares necessárias para a fixação, diferenciação, função e vascularização das células e que possa ser repovoado com células hepáticas derivadas de células estaminais. Uma possibilidade interessante é a utilização da matriz extracelular hepática descelularizada como suporte para o transplante de células, o que poderia, em última análise, permitir o desenvolvimento de um enxerto de fígado artificial auxiliar para transplante e abrir as portas a uma nova era da engenharia de órgãos **(Soto-Gutierrez *et al.*, 2010).**

Capítulo 3 Utilização de células estaminais para a geração de neurónios

Na década de 1960, investigadores que estudavam ratos descobriram que existem duas regiões do cérebro que contêm células em divisão que acabam por se tornar neurónios. Apesar destes relatórios, a maioria dos cientistas acreditava que o cérebro adulto não podia produzir novos neurónios. Só na década de 1990 é que os cientistas concordaram que o cérebro adulto contém células estaminais neurais, ou seja, células estaminais encontradas no tecido nervoso adulto que se podem desenvolver em neurónios e células de suporte gliais (células não neuronais que suportam e protegem os neurónios), que dão origem aos três principais tipos de células do cérebro: Células nervosas (neurónios) e duas categorias de células não-neuronais - astrócitos e oligodendrócitos. **(Nehme e Madison, 2014)**.

3.1 Geração de neurónios derivados de células estaminais

As células estaminais pluripotentes são células que podem dividir-se indefinidamente e diferenciar-se em cada uma das três camadas germinativas embrionárias - endoderme, mesoderme e ectoderme. As células estaminais embrionárias (ESCs) e as células estaminais pluripotentes induzidas (iPSCs) são dois tipos gerais de células pluripotentes que podem ser utilizadas para gerar neurónios humanos in vitro e que derivam de um subconjunto de células do embrião humano. Em contrapartida, as iPSC são células estaminais derivadas de células humanas adultas. Shinya Yamanaka e os seus colegas descreveram pela primeira vez este avanço em 2006, quando permitiram a era dos neurónios específicos dos doentes em laboratório. Conseguiram este feito inserindo quatro factores de transcrição definidos em células adultas (como os fibroblastos) **(Takahashi *et al.*, 2007)**.

Subsequentemente, as iPSC e as ESC podem ser utilizadas em condições de crescimento definidas para gerar neurónios em numerosas áreas do sistema nervoso central e periférico, bem como células que são muito importantes para o suporte neuronal, as chamadas células gliais. Para compreender melhor, devemos, portanto, colocar-nos duas importantes questões introdutórias:

1- Como é que as células estaminais embrionárias são estimuladas a diferenciar-se?

Independentemente do tempo de cultura das células estaminais embrionárias e do tempo de crescimento em condições adequadas, estas podem permanecer indiferenciadas (não especializadas). No entanto, se as células se aglomerarem e formarem corpos embrionários (grupos celulares redondos que se formam durante o cultivo de células estaminais embrionárias em suspensão e que contêm tipos de células das três camadas germinativas), começam a diferenciar-se espontaneamente. Podem formar células musculares, células nervosas e muitos outros tipos de células. Apesar de a diferenciação espontânea ser um sinal positivo de que uma cultura de células estaminais embrionárias é saudável, este processo não é controlado e, por isso, é uma estratégia inútil para formar culturas de determinados tipos de células.

Para gerar culturas de certos tipos de células diferenciadas, por exemplo, células do músculo cardíaco, células sanguíneas ou células nervosas, os investigadores estão a tentar controlar a diferenciação das células estaminais embrionárias. Alteraram os componentes químicos do meio de cultura, mudaram a superfície da placa de cultura ou inseriram genes específicos para alterar as células. Após anos de experimentação, os cientistas chegaram a acordo sobre alguns protocolos ou receitas básicas para controlar a diferenciação das células estaminais embrionárias em tipos de células específicos.

2- O que desencadeia as células estaminais pluripotentes?

As células estaminais pluripotentes induzidas (iPSC) são células adultas que foram geneticamente reprogramadas para um estado semelhante ao das células estaminais embrionárias, no qual são forçadas a expressar genes e factores importantes para manter as caraterísticas que definem as células estaminais embrionárias. Embora estas células preencham os critérios que definem as células estaminais pluripotentes, não se sabe se as iPSC e as células estaminais embrionárias diferem de forma clinicamente significativa. As iPSC de ratinho foram comunicadas pela primeira vez em 2006 e as iPSC humanas no final de 2007. As iPSC de ratinho apresentam caraterísticas importantes das células estaminais pluripotentes, incluindo a expressão de marcadores de células estaminais, a formação de tumores com células das três camadas germinativas e a capacidade de participar numa variedade de tecidos quando infundidas em embriões de ratinho numa fase muito precoce do desenvolvimento. As iPSC humanas também expressam marcadores de células estaminais e são capazes de produzir células caraterísticas das três camadas germinativas.

Embora seja necessária mais investigação, as iPSC são já ferramentas úteis para o desenvolvimento de medicamentos e a modelização de doenças, e os investigadores gostariam de as utilizar na medicina de transplantação. Atualmente, são utilizados vírus para introduzir os factores de reprogramação nas células adultas, e este processo tem de ser especificamente controlado e testado antes de o método poder conduzir a um tratamento útil para os seres humanos. Em experiências com animais, foram por vezes provocados cancros quando o vírus foi utilizado para introduzir os factores das células estaminais. Os investigadores estão atualmente a investigar estratégias de administração não virais. Por exemplo, vários estudos recentes descreveram a indução da pluripotência sem a utilização de vírus e a sua subsequente integração no ADN do hospedeiro, ou seja, utilizando proteínas recombinantes, plasmídeos, ARN mensageiros e microARN para fornecer factores de reprogramação essenciais **(Okita *et al*, 2008; Stadtfeld *et al*, 2008; Zhou *et al*, 2009; Warren *et al*, 2010; Anokye-Danso *et al*, 2011)**. Em todo o caso, esta descoberta inovadora criou uma nova forma eficaz de "desdiferenciar" células cujo destino de desenvolvimento se pensava anteriormente estar fixado.
Além disso, o tecido derivado das iPSC é quase indistinguível do dador de células, pelo que é pouco provável que seja rejeitado pelo sistema imunitário. A estratégia das iPSC gera células estaminais pluripotentes que, juntamente com o estudo de diferentes tipos de células estaminais pluripotentes, ajudarão os cientistas a descobrir como as células podem ser reprogramadas para reparar tecidos danificados no corpo humano.

3.2 Indução de neurónios em profundidade

Em 2012, John B. Gurdon e Shinya Yamanaka partilharam o Prémio Nobel da Fisiologia ou Medicina pela sua descoberta de que as células maduras podem ser reprogramadas para se tornarem pluripotentes. Em 1962, Gurdon demonstrou que os núcleos de células somáticas individuais podem ser gerados em rãs adultas por transferência nuclear. Em 2006, Yamanaka e os seus colegas demonstraram que os fibroblastos somáticos podem ser transformados em células semelhantes às ESC, conhecidas como iPSC, com a ajuda de quatro factores de transcrição, incluindo Oct4, Sox2, Klf4 e c-Myc.

Em 2010, o grupo do Dr. Wernig utilizou um cocktail dos factores de transcrição Ascl1, Brn2 e Myt1l para transformar com êxito fibroblastos em neurónios funcionais, os chamados neurónios induzidos (**Vierbuchen *et al.*, 2010**). Curiosamente, os neurónios induzidos também foram gerados a partir de fibroblastos de doentes (**Qiang *et al.*, 2011**).

3.3 Indução de células estaminais neurais

As células estaminais neurais (NSC), um tipo de célula estaminal somática bem caracterizado, são capazes de se auto-renovar e de se diferenciar nos seus tipos de células filhas (**Reynolds e Weiss, 1992**). Por conseguinte, uma reprogramação bem sucedida de fibroblastos em NSC em vez de neurónios proporcionaria uma fonte potencialmente ilimitada de neurónios e outros tipos de células neuronais.

Han *et al* (2012) demonstraram a conversão direta de fibroblastos em NSCs funcionais com factores definidos. As NSC diretamente reprogramadas, ou seja, as NSC induzidas, assemelham-se às NSC derivadas do tecido cerebral em várias caraterísticas, incluindo morfologia, perfil de expressão, capacidade de auto-renovação, estado epigenético e potencial de diferenciação. Utilizaram três factores de células estaminais (Sox2, Klf4 e c-Myc) juntamente com oito factores de transcrição específicos das células neurais (Pax6, Olig2, Brn4/Pou3f4, E47/Tcf3, Mash1/Ascl1, Sip1, Ngn2/Neurog2 e Lim3/Lhx3; SKMPOBEMSNL) e conseguiram reprogramar diretamente os fibroblastos num tipo de células estaminais somáticas que se auto-renovam. Utilizando um conjunto definido de factores, conseguiram gerar NSC que têm a capacidade de se auto-renovar e são quase idênticas às NSC de controlo em termos de morfologia, perfil de expressão genética, caraterísticas epigenéticas e até funcionalidade in vitro e in vivo. Embora as NSC reprogramadas tenham sido capazes de reprimir a rede transcricional específica dos fibroblastos, mantiveram ainda alguma memória epigenética da célula dadora original. No entanto, a assinatura somática remanescente não afectou a funcionalidade das NSC, tanto in vitro como in vivo. Estes resultados indicam que a rede transcricional recém-estabelecida das NSCs é dominante sobre o programa de fibroblastos remanescente. Além disso, a análise do perfil transcricional do mesmo clone de NSC nas fases inicial e final forneceu informações muito interessantes sobre a dinâmica da eliminação da memória somática e o estabelecimento da nova rede transcricional, demonstrando que a reprogramação é um processo gradual.

3.4 Conversão de células estaminais neurais humanas em neurónios

Para utilizar as células estaminais neurais humanas (hNSCs) na reparação do cérebro e na regeneração neural, é crucial induzir uma diferenciação das hNSCs orientada para os neurónios e não para as células gliais (**Park *et al.*, 2002 e Zhao *et al.*, 2008**). No entanto, a maior parte dos estudos anteriores referiu que as hNSCs se diferenciam em células gliais em vez de neurónios sem motivos bioquímicos ou co-cultura. Embora o grafeno tenha atraído grande interesse para aplicações biológicas devido às suas propriedades exóticas, como a biocompatibilidade, a condutividade eléctrica e a transparência **(Bae et al., 2010)**, ainda não foi investigado no que respeita ao comportamento das células estaminais neurais.

Numa experiência, **Park *et al.* (2010)** relataram um substrato de grafeno que promove a diferenciação de hNSCs em neurónios. Foram efectuados estudos de microarray para encontrar uma explicação plausível para este efeito. Também demonstraram a estimulação eléctrica de células diferenciadas a partir de hNSCs utilizando o grafeno como elétrodo transparente. Descobriram que o grafeno tem uma propriedade de superfície única que pode promover a diferenciação de hNSCs em neurónios em vez de glia, o que deverá abrir enormes possibilidades na investigação de células estaminais, neurociência e medicina regenerativa.

A diferenciação das hNSCs foi iniciada simplesmente substituindo o meio de cultura por um meio sem os factores de crescimento EGF e bFGF **(Donato *et al.*, 2007)**. Após três dias de diferenciação, não foi possível detetar qualquer diferença no crescimento das hNSCs entre as regiões de grafeno e de vidro. No entanto, após duas semanas, a região nua do vidro ficou parcialmente exposta, uma vez que as hNSCs se desprenderam ou retraíram durante o processo de diferenciação. Após três semanas de diferenciação, observaram uma clara diferença na morfologia entre as células da região de grafeno e as da região de vidro. A área de grafeno foi completamente ocupada pelas hNSCs diferenciadas com crescimentos de neurite, enquanto muitas hNSCs foram destacadas da área de vidro durante o processo de diferenciação. Após um mês de diferenciação, as células apresentavam formas celulares alongadas com crescimentos de neurites tanto na região de grafeno como na de vidro, levando à formação de redes neuronais, o que era típico da diferenciação neuronal das hNSCs. Durante o processo de diferenciação, algumas hNSCs diferenciam-se em neurónios, enquanto outras se diferenciam em glia que suporta a atividade neuronal **(Zhao *et al.*, 2002)**. Para encontrar explicações plausíveis para a maior diferenciação neuronal das hNSCs em grafeno, analisaram as expressões genéticas das células diferenciadas em grafeno utilizando experiências de microarray, com as células diferenciadas em vidro a servirem de grupo de controlo. Os resultados mostraram que os receptores da matriz extracelular (ECM) relacionados com a laminina foram significativamente aumentados nas hNSCs em grafeno, em comparação com o grupo de controlo. Isto indica que a adesão das hNSCs no grafeno foi melhorada, o que também é consistente com o maior número de células por área no grafeno do que no vidro. Num relatório anterior, foi demonstrado que as hNSCs podem apresentar uma maior diferenciação em neurónios quando rodeadas por um maior número de células **(Song *et al.*, 2002)**.

Uma explicação plausível para a melhor diferenciação neuronal no grafeno poderá ser o facto de este maior número de células ter sido mantido no grafeno durante o processo de diferenciação, em comparação com o substrato de vidro. Em particular, durante o processo de diferenciação das hNSCs, os receptores de laminina regulados positivamente das hNSCs no grafeno apoiaram a melhor adesão das hNSCs no grafeno. Por conseguinte, espera-se que, algum tempo após o início do processo de diferenciação das hNSCs, um maior número de células, incluindo células gliais e hNSCs indiferenciadas, permaneça no grafeno do que no vidro. Nesta altura, as hNSCs indiferenciadas no grafeno estavam provavelmente rodeadas por um maior número de células gliais do que as do vidro, o que pode ter induzido uma maior diferenciação das hNSCs em neurónios no grafeno. Por conseguinte, espera-se que, após um longo período de tempo, o rácio entre neurónios e células gliais seja mais elevado no grafeno do que no vidro. Em estudos futuros, é necessário desenvolver novos métodos para gerar eficazmente CNS de grau clínico, a fim de aplicar estes métodos na prática clínica.

3.5 Células estaminais/progenitoras neurais (NSPCs) e suas aplicações

Estudos anteriores mostraram que as células estaminais/progenitoras neurais adultas (NSPCs) estão localizadas em regiões neurogénicas, a zona subventricular (SVZ) e a zona subgranular (SGZ) do giro dentado do hipocampo, e também em algumas regiões não neurogénicas, como o córtex cerebral, o cerebelo e a medula espinal (**Gage e Temple, 2013**). As células estaminais multipotentes do SNC foram cultivadas pela primeira vez a partir do estriado adulto utilizando um ensaio de neuroesferas. O sistema de cultura de neuroesferas é normalmente utilizado para isolar e propagar NSPCs em duas condições: em condições de meios sem soro e na presença de fator de crescimento epidérmico (EGF) e fator de crescimento de fibroblastos-2 (FGF2). As NSPCs auto-renováveis do sistema nervoso são células progenitoras multipotentes que podem ser induzidas a diferenciar-se em três fenótipos: neurónios, astrócitos e oligodendrócitos, em condições adequadas. As propriedades funcionais dos neurónios derivados de NSPC foram reconhecidas utilizando imunocoloração e imagens de clamp-patch. Os neurónios derivados de NSPC têm todas as caraterísticas dos neurónios nativos. As NSPCs têm sido amplamente utilizadas para estudos de regeneração e desenvolvimento de neurónios.

Em modelos animais de doenças neurológicas, como a doença de Alzheimer (DA), a doença de Parkinson (DP) e a lesão da medula espinal (SCI), os neurónios danificados podem ser substituídos por neurónios derivados de NSPC, tendo sido demonstrada a recuperação funcional após o transplante nestes modelos animais (**Gage, 2000; Temple, 2001**). Em estudos recentes, as NSPC foram isoladas de cérebros de ratinhos e ratos e cultivadas em meio DMEM/F-12 suplementado com N2 (1%), EGF (10 ng/ml) e FGF2 (10 ng/ml), utilizando o ensaio de neuroesferas. Após 2-3 passagens, a maioria das neuroesferas era positiva para um marcador de células estaminais neurais chamado nestina. A BrdU pôde ser detectada 16-18 horas depois de as NSPCs terem sido cultivadas na presença de BrdU. A 5-Bromo-2'-deoxiuridina (BrdU) é um nucleósido sintético que é um análogo da timidina e é normalmente utilizado para a deteção de células em proliferação in vitro e in vivo. Quando as NSPCs são cultivadas num meio contendo soro, são efetivamente estimuladas a diferenciar-se em astrócitos e neurónios. Estes resultados mostram que as NSPCs de cérebros de ratinho e rato têm uma elevada capacidade proliferativa e multipotência. Após o transplante em ratos com doença de Alzheimer, em que as fímbrias foram cortadas, as NSPCs foram capazes de migrar para áreas cerebrais vizinhas e diferenciar-se em astrócitos e neurónios.

Um suporte bioativo 3D derivado da matriz da bexiga urinária porcina (UBM) foi utilizado para cultivar NSPCs para o tratamento de lesões cerebrais traumáticas (TBI). A UBM foi capaz de suportar uma extensa proliferação e diferenciação de NSPCs. Após o transplante para o modelo de TCE em ratos, os enxertos foram capazes de reduzir a perda neuronal e a lesão da substância branca, além de melhorar significativamente as deficiências cognitivas, motoras e de memória **(Gu *et al.,* 2014)**. Além disso, andaimes de poli (ácido lático-co-glicólico) (PLGA) carregados com NSPCs foram usados para tratar modelos animais de SCI. Após o transplante de NSPCs, estas foram capazes de se diferenciar em neurónios e células gliais nos scaffolds de PLGA e formar sinapses funcionais com cotos nervosos proximais e distais. Estudos de rastreio retrógrado mostraram que o marcador podia passar através da lacuna nervosa e ser encontrado no cérebro **(Nomura *et al.,* 2008)**.

No desenvolvimento do SNC, a primeira divisão celular simétrica das NSPCs ocorre para produzir mais células estaminais idênticas e formar o tubo neural. medida que o desenvolvimento progride, a divisão celular simétrica é gradualmente substituída pela divisão celular assimétrica, produzindo uma célula estaminal e uma célula progenitora neural. Estudos anteriores identificaram células progenitoras restritas aos neurónios (NRP) e células progenitoras restritas à glia (GRP) no cérebro e na medula espinal. Estas células são mais restritas na sua capacidade de diferenciação do que as NSPCs. As NRP têm a capacidade de se diferenciar em neurónios, enquanto as GRP podem diferenciar-se em células gliais. Quando as GPCs foram transplantadas para um modelo de SCI, mostraram diferenciação em oligodendrócitos e formaram uma bainha de mielina à volta dos axónios, o que melhorou a recuperação da função motora **(Parr *et al.,* 2008)**. Além disso, foram utilizadas NSPCs de células de Schwann para melhorar a regeneração dos axónios. Iremos falar em pormenor sobre a geração de células de Schwann e a sua aplicação. **Olson *et al.* (2009).** transplantaram NSPCs e scaffolds de polímero PLGA carregados com células de Schwann numa medula espinal cortada. Descobriram que as NSPCs eram capazes de se diferenciar em células neuronais nos canais dos andaimes e que as NSPCs e os andaimes de polímero PLGA carregados com células de Schwann eram capazes de melhorar a regeneração dos axónios após a transecção da medula espinal **(Olson *et al.,* 2009)**.

Além disso, os neurónios dopaminérgicos induzidos foram capazes de se integrar no cérebro do hospedeiro após o transplante. Recentemente, vários grupos utilizaram técnicas semelhantes para gerar com sucesso NSPCs induzidos **(Han *et al.,* 2012; Karimi-Abdolrezaee *et al.,* 2012)**.

3.6 Conversão de fibroblastos em células progenitoras neurais

Recentemente, **Kim *et al.* (2011)** reprogramaram com sucesso fibroblastos em células progenitoras neurais (NPCs). As NPCs geradas só puderam ser expandidas durante algumas passagens, o que exclui a possibilidade de uma capacidade de auto-renovação permanente das células - um pré-requisito crítico para a aplicabilidade clínica das células estaminais somáticas. Além disso, uma vez que estes autores utilizaram Oct4 no seu cocktail de reprogramação, não se pode excluir a possibilidade de o cocktail OSKM ter reprogramado parcialmente os fibroblastos para um estado celular pluripotente intermédio antes de as condições de cultura determinarem o destino dos progenitores neurais **(Kim *et al.,* 2011)**.

Lujan *et al* (2012) relataram a geração de células progenitoras neurais induzidas com auto-renovação (iNPCs). No entanto, as iNPCs não puderam ser mantidas de forma estável sem a expressão ectópica de factores mediada por doxiciclina. Também seria interessante determinar se a utilização do mesmo cocktail de reprogramação poderia induzir células adultas de ratinho e células somáticas humanas a adquirir a identidade de NSC. Embora as NSCs tenham mostrado potencial de diferenciação tanto in vivo como in vitro, não mostraram atividade sináptica espontânea. Por conseguinte, tanto a sinaptogénese funcional como a integração neuronal dos neurónios derivados de NSC têm de ser demonstradas em estudos futuros.

3.7 Algumas limitações na indução de neurónios na área das células estaminais:

3.7.1. Superar a heterogeneidade das células estaminais pluripotentes induzidas humanas

A capacidade de obter iPSCs tornou possível obter tipos de células específicas de doentes associados a uma determinada doença. Assim, a obtenção de neurónios específicos de pacientes com doenças neurodegenerativas, neurológicas do desenvolvimento ou psiquiátricas permitiu, de forma surpreendente, o estudo de neurónios humanos com um determinado genótipo correlacionado com essa doença e a correlação com neurónios de indivíduos não afectados (**Marchetto *et al.*, 2010; Brennand *et al.*, 2011; Yagi *et al.*, 2011**). No entanto, o sucesso destes estudos subjacentes foi posteriormente diminuído quando se tornou claro que a utilização de iPSCs para modelação de doenças não estava isenta de inconvenientes. É certo que existe uma variabilidade excecional na técnica utilizada para obter iPSCs a partir de células adultas e nas condições de cultura utilizadas para as cultivar e manter em laboratório. Existe também uma diversidade caraterística na capacidade de certas linhas se diferenciarem numa determinada linha celular. Por exemplo, diferentes linhas clonais de células iPS derivadas do próprio indivíduo podem ter uma expressão genética diferente, bem como diferenças na diferenciação.

Em resumo, a variação no património genético individual, que é irrelevante para a doença em investigação, pode influenciar o comportamento das células derivadas. Sem um grande número de linhas de células de doença e de controlo para comparar, é difícil comparar células derivadas de doentes e de controlos e identificar quais as diferenças que são especificamente causadas pela doença e quais as que se devem a outras variantes reveladoras.

Os cientistas podem ultrapassar a heterogeneidade das CTE e das iPSC de diferentes formas. As análises da expressão genética podem ser utilizadas para selecionar linhas de doentes e de controlo de iPSC que também possam ser diferenciadas numa linhagem de interesse. Além disso, pode ser analisado um grande número de linhas de doentes e de controlo derivadas do mesmo indivíduo ou de indivíduos diferentes, aumentando a probabilidade de um determinado achado estar relacionado com uma doença. Por último, a seleção de indivíduos doentes e de controlo geneticamente relacionados, por exemplo, uma criança doente e os seus pais saudáveis, pode aumentar a probabilidade de a diferença num determinado fenótipo ser causada pela doença e não por uma diferença não relacionada com a doença na composição genética destes indivíduos (**Bock *et al.*, 2011**).

3.7.2. Desafios na diferenciação de células estaminais pluripotentes em neurónios

Uma vez produzidas, selecionadas e testadas as linhas de ESC ou iPSC quanto à sua adequação para estudos posteriores, o passo seguinte é diferenciá-las nos subtipos celulares necessários, como os neurónios. Os cientistas desenvolveram vários protocolos para diferenciar as CSP em neurónios, que estão constantemente a ser melhorados e aperfeiçoados para gerar uma subpopulação neuronal específica em vez de uma mistura de uma variedade de tipos de neurónios. Dependendo do tipo e da maturidade desejada dos neurónios, a maioria destes procedimentos demora algumas semanas a dois meses do início ao fim. No entanto, a maioria destes protocolos de diferenciação neuronal também tem várias desvantagens. Os neurónios gerados são frequentemente imaturos e não têm todas as propriedades funcionais dos seus homólogos adultos. Por exemplo, podem não formar as ligações entrelaçadas e as sinapses com outros neurónios que estão normalmente presentes numa rede de neurónios maduros. Estas caraterísticas podem ser avaliadas através da medição das propriedades eléctricas dos neurónios. Para apoiar a saúde e a maturidade dos neurónios derivados de CSP, podem ser adicionadas células gliais às culturas.

A cultura de neurónios durante longos períodos de tempo também promove o seu desenvolvimento, embora nem todas as culturas de neurónios possam ser mantidas durante um longo período de tempo. Outro desafio para atingir a maturidade nas culturas de neurónios é a presença constante de células-mãe que se dividem para dar origem aos neurónios (células progenitoras neuronais). Estas células em constante divisão dominam as culturas, especialmente em protocolos longos. Podem ser adicionados produtos químicos às culturas para matar as células progenitoras, embora em alguns casos possam ser tóxicos para os neurónios de interesse. Outra opção é utilizar genes repórteres específicos do tipo de célula para isolar a população de interesse e obter uma população de neurónios pura e madura.

Em vez de se obter uma população pura de neurónios com estes protocolos, é gerada uma variedade de tipos de células diferentes, algumas das quais são mesmo não-neuronais, cabendo aos investigadores caraterizar e isolar o subtipo neuronal específico necessário. Além disso, não é claro até que ponto os neurónios gerados numa placa de CSP se assemelham aos seus homólogos encontrados in vivo no cérebro humano. Para tal, é importante caraterizar estes neurónios na sua totalidade, por exemplo, através de imunocitoquímica para visualizar a expressão de proteínas específicas dos subtipos neuronais celulares e medindo a expressão de genes de interesse e comparando os resultados com os perfis de proteínas e de expressão esperados para este tipo particular de neurónio. É importante salientar que os neurónios gerados podem ser injetados no cérebro de um rato para avaliação funcional e observados durante as semanas e meses seguintes. Se estes neurónios forem capazes de se diferenciar e fazer projecções e ligações sofisticadas aos tipos corretos de neurónios no cérebro do rato, a derivação deste subtipo neuronal específico a partir de PSCs pode ser considerada frutuosa.

3.7.3. Dominar a complexidade do desenvolvimento do cérebro humano

Um problema notável na produção de neurónios do sistema nervoso é a complexidade do desenvolvimento do cérebro. O cérebro é um órgão heterogéneo composto por diferentes regiões e camadas que consistem em vários subtipos de neurónios com funções muito específicas. Além disso, existem conexões e associações dentro e entre as camadas e regiões envolvidas em funções cerebrais como a aprendizagem, o armazenamento de memórias e o processamento de experiências sensoriais como a visão, a audição e o olfato. Esta arquitetura cerebral é o resultado de inúmeras decisões de desenvolvimento; algumas destas decisões são inerentes ao neurónio, outras requerem ligações entre células e outras ainda requerem a deslocação de uma parte do cérebro para outra. De uma forma ou de outra, devemos agregar muitas destas decisões para organizar as CSP de modo a formar os subtipos neuronais do cérebro. Este é um dos principais inconvenientes da utilização de CSP para gerar neurónios humanos - ainda não compreendemos todas as instruções ou comandos necessários para gerar neurónios reais in vitro. Podemos gerar neurónios que parecem ser semelhantes aos neurónios in vivo, mas são geralmente imaturos e funcionalmente incapazes de imitar os seus homólogos in vivo; sem dúvida, não podem formar um grande número de subtipos específicos que são importantes para os circuitos cerebrais. Assim, as PSCs representam uma faca de dois gumes - por um lado, não compreendemos totalmente as instruções ou decisões de desenvolvimento necessárias para formar neurónios reais, mas, por outro lado, servem como uma plataforma humana promissora para avaliar as nossas hipóteses sobre como o desenvolvimento do cérebro pode funcionar **(Nehme e Madison, 2014).**

3.8 Novas ferramentas para determinar a identidade regional dos neurónios derivados de células estaminais

Apesar destas limitações dos neurónios derivados de células estaminais, os recentes avanços na análise celular e molecular prometem reduzir alguma da complexidade da função e desenvolvimento neuronais. Os protocolos de produção de neurónios derivados de células estaminais dependem frequentemente da especificação da identidade regional de um neurónio. Várias técnicas moleculares são adaptadas para determinar a identidade regional das células num tecido heterogéneo como o cérebro. Graças aos progressos da microfluídica e à capacidade de obter células individuais a partir de tecidos, por exemplo, do cérebro de ratos, de tecidos post-mortem ou fetais, é agora possível estudar a expressão genética de um grande número de genes até transcriptomas completos a partir de células individuais. Estes testes permitem determinar as combinações de genes em células individuais que contribuem para a identidade dessas células.

Uma caraterística útil é o código transcricional, ou seja, o conjunto de factores de transcrição, proteínas que controlam a expressão de outros genes que determinam a identidade regional de uma célula. A compreensão dos códigos de transcrição que determinam a identidade de um subtipo neuronal permite desenvolver estratégias de sobreexpressão ou subexpressão destas proteínas para promover destinos específicos das células neuronais. Esta abordagem foi utilizada no passado para desenvolver neurónios motores, neurónios dopaminérgicos e neurónios excitatórios a partir de PSCs. Estas abordagens unicelulares podem também ser utilizadas para determinar em que medida determinadas manipulações conferiram a uma célula estaminal a identidade correta. Além disso, os cientistas podem utilizar estes estudos do transcriptoma para gerar genes candidatos para uma linha de células repórteres que pode ser utilizada para isolar e enriquecer os tipos de células de interesse. Quanto mais formos capazes de medir transcriptomas completos em células individuais, maior será a probabilidade de obtermos melhores neurónios derivados de células estaminais.

3.9 Geração de células de Schwann

Os cientistas começaram a procurar outras fontes alternativas de tratamento após uma lesão nervosa. As células de Schwann podem ser derivadas de células estaminais adultas, como as células estaminais mesenquimais (MSCs) e as células estaminais/progenitoras neurais (NSPCs), e de células estaminais pluripotentes, incluindo as células estaminais embrionárias (ESCs) e as células estaminais pluripotentes induzidas (iPSCs), in vitro e in vivo. As células estaminais são uma boa fonte alternativa de células de Schwann. Além disso, as células estaminais podem diferenciar-se localmente em células gliais e neurónios após o transplante.

. sng esenc yma em e or k when ce generaon

As células estaminais mesenquimais (MSCs) encontram-se em quase todos os órgãos adultos e podem ser facilmente colhidas em doentes. As MSCs são capazes de se auto-replicar ao longo de muitas passagens e podem ser expandidas até um número suficiente de células para a regeneração de tecidos e órgãos. As MSCs são principalmente colhidas da medula óssea. As MSC derivadas da medula óssea são um subtipo homogéneo de células progenitoras mononucleares que apresentam propriedades de células estaminais, como a capacidade de auto-renovação e a multipotência (**Bianco & Robey, 2001; Bianco *et al.*, 2001**). Além disso, as MSC derivadas da medula óssea expressam marcadores específicos da superfície celular que são positivos para CD105, CD166, CD29 e CD44 e negativos para CD14, CD34 e CD45. As MSC podem também ser derivadas de outros tecidos não mesodérmicos, como o fígado e o tecido adiposo, o pulmão, o sangue periférico, bem como o líquido amniótico, o sangue do cordão umbilical e a geleia de Wharton do cordão umbilical (**Kalervo *et al.*, 2005; Uccelli *et al.*, 2008**). As MSC não só são capazes de se diferenciar em células mesodérmicas, mas também em células ectodérmicas, células de Schwann, células astrogliais, oligodendrócitos e neurónios, como os neurónios dopaminérgicos e de Purkinje, e têm sido utilizadas no tratamento de doenças cardíacas e neurológicas (**Bianco *et al.*, 2013; Yin *et al.*, 2014**).As células estaminais derivadas do tecido adiposo (ADSC) são uma subespécie de MSC isoladas do tecido adiposo. Tal como as MSCs derivadas da medula óssea, as ADSCs têm uma capacidade de auto-renovação e a capacidade de se diferenciarem em diferentes linhagens celulares. Os cientistas descobriram que as ADSC podem ser colhidas e cultivadas durante um período de tempo mais longo e crescer mais rapidamente do que as MSC derivadas da medula óssea (**Konno *et al.*, 2013**).

Coloca-se agora a questão: que medicamento é utilizado para induzir a diferenciação das células de Schwann?

O ácido all-trans-retinóico é um fármaco comummente utilizado para iniciar a diferenciação das células de Schwann das MSC. A forskolina, o FGF2, o fator de crescimento derivado de plaquetas (PDGF) e a neuregulina NRG1-1 são utilizados para reforçar a diferenciação final das células de Schwann (**Usach *et al.*, 2011**). As células de Schwann derivadas de MSCs humanas apresentam morfologia de células de Schwann e expressam proteínas específicas das células de Schwann, como o fator de neurotrofina p75. Além disso, as células de Schwann derivadas de MSCs humanas segregam muitos factores de crescimento in vitro e in vivo, como o fator de crescimento dos hepatócitos (HGF) e o fator de crescimento endotelial vascular (VEGF). O transplante de células de Schwann derivadas de MSCs humanas melhorou dramaticamente o crescimento axonal num modelo animal de lesão da medula espinal **(Lee *et al.*, 2011)**.

Apesar de todos os estudos que demonstraram que as MSC podem ser utilizadas para formar células nervosas, este fenómeno foi recentemente posto em causa. Em primeiro lugar, não há provas de que as MSC dêem diretamente origem a tecido neuronal. Em segundo lugar, as propriedades funcionais dos neurónios derivados das MSC não foram extensivamente estudadas, tais como registos de patch-clamp para actividades neuronais e cromatografia líquida de alta eficiência (HPLC) para a libertação de neurotransmissores. Em terceiro lugar, condições de cultura semelhantes às utilizadas para induzir as MSC a diferenciarem-se em neurónios poderiam também induzir os fibroblastos a tornarem-se células semelhantes a neurónios. No entanto, não há dúvidas quanto às melhorias clínicas que têm sido demonstradas em modelos animais e em doentes após o tratamento com MSCs. Pensa-se que estas melhorias clínicas se devem a factores de crescimento e citocinas libertados pelas MSC. Os factores de crescimento e as citocinas derivados das MSC podem promover a neurogénese e a angiogénese do tecido cerebral danificado e inibir o processo de apoptose. O transplante de MSC demonstrou uma recuperação funcional significativa em modelos animais de AVC. No entanto, as MSC são uma boa fonte para a terapia celular **(Cho *et al.*, 2005; Fu *et al.*, 2006)**.

Capítulo 4 Aplicação das células estaminais na terapêutica de doenças

4.1 Doença de Parkinson

A doença de Parkinson (DP) é um problema neurodegenerativo que ocorre geralmente numa fase tardia da vida. A bradicinesia é a principal caraterística desta doença, juntamente com um tremor de repouso e rigidez. Podem também ocorrer vários graus de anomalias cognitivas, autonómicas e psiquiátricas **(Lazic e Barker, 2003; Parati *et al.*, 2003)**. Esta doença provoca principalmente perturbações nos neurónios dopaminérgicos cujos corpos celulares se encontram na substância negra pars compacta (SNpc). Estes neurónios enviam axónios para o caudado e o putamen (conhecidos coletivamente como corpo estriado). A perda progressiva destas células leva a uma diminuição dos níveis de dopamina no striatum ao longo do tempo, o que, por sua vez, leva a uma diminuição da saída do striatum para o tálamo **(Doder *et al.*, 2003)**.

Embora a etiologia da doença de Parkinson idiopática seja desconhecida, foi levantada a hipótese de vários factores conduzirem à depleção de dopamina associada à doença, incluindo a morte celular programada, infecções virais e toxinas ambientais. A L-dihidroxifenilalanina (L-DOPA), um precursor da dopamina, tem sido administrada a doentes como um tratamento benéfico para a DP, mas a administração a longo prazo de L-DOPA provoca efeitos secundários graves **(Lang e Lozano, 1998)**.

Ainda não estão disponíveis terapias que curem efetivamente os doentes com doença de Parkinson, mas as terapias baseadas em células oferecem possibilidades promissoras **(Lazic e Barker, 2003; Lindvall, 2003)**. O transplante de células estaminais neurais (CTN) para o cérebro alivia os défices anatómicos ou funcionais associados a lesões ou doenças no sistema nervoso central (SNC) através da substituição de células, da libertação de neurotransmissores específicos e da produção de factores neurotróficos que protegem os neurónios lesionados e promovem o crescimento neuronal **(Kim *et al.*, 2008)**. Desde o final da década de 1980, o transplante de tecido mesencefálico ventral fetal humano para o striatum de doentes de Parkinson tem sido utilizado como uma terapia bem sucedida para doentes com doença avançada **(Lindvall *et al.*, 1990)**.

O transplante neuronal como protocolo de tratamento da doença de Parkinson baseia-se num mecanismo biológico bem definido: a restauração da função após a restauração da transmissão dopaminérgica no corpo estriado. Lindvall propôs a utilização de quatro fontes celulares diferentes para gerar neurónios dopaminérgicos para transplante neural na doença de Parkinson: (a) células estaminais embrionárias de um óvulo fertilizado; (b) células estaminais neurais de um cérebro embrionário; (c) células estaminais neurais de um cérebro adulto; ou (d) células estaminais de outros tecidos. A questão fundamental é saber se as células transplantadas formariam neurónios dopaminérgicos funcionais, independentemente da origem das células estaminais **(Lindvall, 2003)**.

Estudos anteriores demonstraram que os neurónios DA de células ES de rato ou humanas são eficazes em modelos animais da doença de Parkinson. No entanto, as células estaminais embrionárias (células ES) suscitam grandes preocupações em termos de segurança em relação ao risco de formação de tumores e de crescimento excessivo dos neurónios. Estudos recentes demonstraram que os neurónios dopaminérgicos humanos funcionais (neurónios DA) podem ser gerados de forma eficiente a partir de células ES humanas e que, após o transplante para modelos de DP em ratos, os neurónios DA derivados de células ES levaram à recuperação comportamental dos animais (**Cho *et al.*, 2008; Chung *et al.*, 2011**). Os neurónios DA humanos derivados de células estaminais pluripotentes induzidas (IPSCs) podem ser uma fonte celular perfeita para a terapia de transplante da DP, uma vez que podem ser gerados a partir dos fibroblastos do próprio doente e não causam rejeição imunitária. No entanto, o desenvolvimento de uma abordagem eficaz de terapia celular para a DP utilizando células estaminais pluripotentes induzidas depende da otimização da produção in vitro de neurónios DA derivados de células iPS e da prevenção de potenciais riscos de formação de teratomas in vivo.

Um estudo recente relatou a geração de neurónios DA a partir de células iPS derivadas de fibroblastos e a melhoria do comportamento após o transplante destes neurónios DA em ratos modelo de DP (**Wernig *et al.*, 2008**). Ao comparar várias linhas de iPSC humanas derivadas de reprogramação baseada em vírus e proteínas, verificou-se que os neurónios DA derivados de iPSCs baseadas em proteínas são os mais adequados para transplante, uma vez que apresentam expressão genética e propriedades fisiológicas e electrofisiológicas semelhantes às dos neurónios DA do mesencéfalo humano (**Rhee *et al.*, 2011**). Uma das modalidades mais promissoras baseadas em alimentadores para a diferenciação de células ES humanas foi desenvolvida por (**Perrier *et al.*, 2004**). Baseia-se na co-cultura de células ES humanas com células estromais da medula óssea (**Kawasaki *et al.*, 2000**) e no tratamento subsequente com morfogénios e factores de crescimento como shh, Fgf8, BDNF e ácido ascórbico. Os neurónios DA obtidos com este protocolo expressam muitos dos marcadores típicos do mesencéfalo, mas não sobrevivem bem após o transplante. A sobrevivência foi melhorada por outro protocolo baseado em alimentadores, utilizando astrócitos do mesencéfalo (**Roy *et al.*, 2006**). Estes dois protocolos confirmaram que é necessário identificar os factores de diferenciação e de sobrevivência produzidos pelos alimentadores e eliminar os factores que conduzem a uma proliferação excessiva, a fim de fazer avançar a TRC (**Arenas, 2010**).

Nas experiências in vivo, os resultados obtidos com as células mSE indicaram que as células destas culturas mantêm a sua capacidade de proliferação e de formação de tumores. Este problema foi resolvido através da seleção positiva de células com anticorpos PSA-NCAM (**Friling** *et al.*, **2009**). Vários estudos centraram-se na identificação de factores derivados de astrócitos do mesencéfalo (**Castelo-Branco** *et al.*, **2006**), de células estromais (**Vazin** *et al.*, **2008**) ou do mesencéfalo em desenvolvimento (**Castelo-Branco** *et al.*, **2003**), tendo em vista protocolos para a diferenciação de neurónios DA a partir de células hES com base em factores segregados.

Esta tabela ilustra as vantagens e desvantagens dos diferentes tipos de células estaminais para o tratamento da doença de Parkinson.

Disadvantages	Advantages	Stem cell type
a) Possibility of tumor formation	a) Can generate DA-ergic neurons. b) Survive transplantation and generate some of the functional recovery degree. c) Highly proliferative.	Embryonic stem cells (ESCs)
a) Tumor formation b) Autologous transplantation	a) Generation of unlimited PD-patients specific cells. b) Minimize immune reactions and ethical issues. c) Survive transplantation and generate some of the functional recovery degree.	Induced Pluripotent stem cells (IPSCs)
a) Modest clinical development in humans.	a) Develop motor performance in mice. b) No reverse effects in humans at 12 months after transplantation.	Bone marrow-derived stromal cells and Mesenchymal stem cells (MSCs)

4.2 Doença coronária

A doença cardíaca coronária (DCC) é uma das doenças mais comuns no mundo e conduz à morte numa elevada percentagem de pessoas. É a causa mais comum de morte no mundo ocidental. (**Roger** *et al.*, **2012**). É causada por alterações patológicas na parede de uma ou mais artérias coronárias. Estas alterações levam ao endurecimento das artérias. A causa mais comum de enfarte agudo do miocárdio é o enfarte agudo do miocárdio (EAM). Todos os anos, 935.000 americanos sofrem um enfarte do miocárdio. Existem vários factores de risco para esta doença, incluindo o tabagismo, os distúrbios lipídicos, a inatividade física, o excesso de peso/obesidade, a hipertensão e a diabetes (**Roger** *et al.*, **2012; Mann** *et al.*, **2014**). A principal causa do IAM é o endurecimento das artérias (aterosclerose). A camada mais interna da artéria, a íntima, que consiste em células endoteliais, foi atacada pela aterosclerose. Inicialmente, os lípidos são depositados entre as células endoteliais. Os macrófagos absorvem os lípidos até rebentarem e se transformarem nas chamadas "células espumosas", que depois formam uma placa quando a massa fibrosa se desenvolve à volta da célula espumosa. Estas placas ateroscleróticas não afectam todo o vaso, mas ocorrem em manchas (**Davies, 1997**).

As opções de tratamento para esta doença são limitadas. A terapia com células estaminais promete uma solução terapêutica para melhorar a função miocárdica. Ensaios clínicos de transplante de células estaminais demonstraram uma melhoria da função ventricular e uma redução do tamanho do enfarte em doentes com EAM (**Roger *et al.*, 2012**).

Existem vários estudos que comprovam o efeito positivo da terapia com células estaminais. As células estaminais embrionárias (ESCs) transplantadas em modelos animais demonstraram uma melhoria da função ventricular (**Singla *et al.*, 2006**). As células estaminais embrionárias humanas (hESCs) também são promissoras para melhorar a função miocárdica através da substituição de cardiomiócitos. As hESCs têm vantagens que as tornam benéficas para a doença coronária, como a sua capacidade de se diferenciarem em células endoteliais e células musculares lisas, o que lhes permite repovoar todos os elementos do tecido miocárdico perdidos durante o enfarte (**Xu *et al.*, 2000; Mummery *et al.*, 2002**). Os estudos iniciais sobre o transplante de hESC-CMs para o coração de porco mostraram que estas podem sobreviver e integrar-se funcionalmente. O único inconveniente foi o facto de as células não poderem amadurecer in vivo no local do transplante. Outra experiência sobre o transplante de hESC-CMs no local da lesão mostrou o seu efeito positivo na função cardíaca (**Van Laake *et al.*, 2007**).

Caspi e colegas demonstraram que, após 8 semanas de transplante de hESC-CMs em corações de ratos com enfarte, o tamanho do ventrículo esquerdo e a função dos cardiomiócitos melhoraram. Também demonstraram que o transplante de hESC-CMs indiferenciadas levou à formação de teratomas, ao passo que a pré-diferenciação de hESCs em CMs ex vivo reduziu a formação de teratomas quando transplantadas para corações de ratos enfartados (**Caspi *et al.*, 2007**).

Outro tipo de células estaminais que tem demonstrado ser benéfico no tratamento da doença coronária são as células derivadas da medula óssea, que podem diferenciar-se in vitro numa variedade de células, tais como cardiomiócitos e células endoteliais vasculares (**Ohnishi *et al.*, 2007**). O transplante autólogo destas células demonstrou ser seguro em estudos com animais e em ensaios clínicos iniciais (**Amado *et al.*, 2005; Hare *et al.*, 2012**). Uma meta-análise de 33 ensaios clínicos aleatórios controlados que analisaram o efeito do transplante de células derivadas da medula óssea de adultos na função cardíaca após enfarte do miocárdio mostrou heterogeneidade entre os ensaios, mas uma melhoria estatística na fração de ejeção do ventrículo esquerdo (FEVE) em resposta à terapia com células progenitoras que não foi associada a uma melhoria significativa na morbilidade ou mortalidade (**Clifford *et al.*, 2012**).

Num outro estudo clínico, foi demonstrado que, após 2 anos de transplante, houve uma melhoria na

da função ventricular em doentes após enfarte do miocárdio (**Assmus *et al.*, 2010**).

As iPSC são novas células estaminais pluripotentes geradas a partir de tecido somático adulto por reprogramação com transdução de alguns factores de transcrição, como Sox2, c-myc, Oct4 e Klf4 **(Takahashi e Yamanaka, 2006)**. Estudos recentes demonstraram que as iPSC humanas podem ser uma fonte adicional de cardiomiócitos **(Zhang *et al.*, 2009)**. Foram implantadas iPSC-CMs humanas em modelos de ratinhos com enfarte do miocárdio e observou-se a formação de músculo liso, miocárdio e tecido endotelial **(Nelson *et al.*, 2009)**.

4.3 Doença de osteoartrite

A osteoartrite (OA) do joelho é uma doença crónica que ocorre mais frequentemente em pessoas idosas e com excesso de peso. É considerada o tipo mais comum de artrite que afecta particularmente a cartilagem articular do tecido conjuntivo **(Gupta *et al.*, 2012)**. Os doentes que sofrem desta doença apresentam vários sintomas, como dor nas articulações, rigidez e, eventualmente, inchaço das articulações. A OA afecta a superfície óssea e provoca o contacto direto entre os ossos. A cartilagem não consegue suportar o stress mecânico, uma vez que a substância da cartilagem diminui **(Michael *et al.*, 2010; Bijlsma *et al.*, 2011)**. O líquido sinovial entre as articulações fica inflamado devido aos macrófagos sinoviais. A inflamação do líquido sinovial é um fator que limita a reparação da cartilagem no joelho **(Sellam e Berenbaum, 2010; Heinegard e Saxne, 2011)**.

O processo de renovação da cartilagem, que contém condrócitos, substância fundamental (matriz da cartilagem) e fibras de elastina, é um processo lento que produz nova substância cartilaginosa que não consegue suportar cargas intensas **(Gupta *et al.*, 2012; Kon *et al.*, 2012)**. Assume-se que a estratégia terapêutica para a regeneração da cartilagem é o transplante de células ou tecidos **(Caplan**

***et al*, 1997)**. Existem vários tratamentos para a OA, a maioria dos quais reduz a dor, melhora a função articular e minimiza a incapacidade, enquanto a OA é caracterizada pela degeneração da matriz extracelular que causa a perda de cartilagem articular **(Jo *et al.*, 2003)**. A cartilagem articular tem sido regenerada através de várias técnicas, incluindo a terapia celular e a engenharia de tecidos **(Grande *et al.*, 1989)**.

A terapia com células estaminais oferece uma solução biológica permanente, com todas as fontes de células estaminais (embrionárias, fetais e adultas) com algum potencial. A terapia com células estaminais tem a vantagem de ser muito menos invasiva do que a cirurgia de substituição da articulação **(Minas, 1998)**. Vários estudos investigaram o potencial terapêutico das MSCs derivadas da medula óssea na OA em vários modelos animais **(Ameye e Young, 2006)**. A vantagem da utilização de células estaminais derivadas da medula óssea é que a cavidade da anca contém uma fonte de células estaminais multipotentes, plaquetas, factores de crescimento, moléculas de adesão e outras proteínas responsáveis pela reparação dos tecidos. As células estromais/estaminais mesenquimais foram selecionadas porque são consideradas uma fonte de muitos tecidos articulares. Podem também modular a resposta imunitária do indivíduo **(Minas, 1998)**. Recentemente, alguns autores relataram que a injeção intra-articular direta de MSC no joelho oferece grandes benefícios quando implementada na prática clínica **(Emadedin *et al.*, 2012)**.

Antes da implantação na cartilagem, as MSC foram semeadas em estruturas biodegradáveis tridimensionais. Neste caso, o defeito ósseo subcondral foi exposto numa grande área, ao passo que a injeção intra-articular direta pode ser possível nas fases iniciais da doença **(No "th *et al.*, 2008)**. Noutro estudo, o tratamento da OA com células estaminais mesenquimais demonstrou estimular a regeneração da cartilagem em modelos animais **(Huang *et al.*, 2011)**. **Wakitani et al. (2002)** efectuaram o primeiro estudo clínico em 24 doentes com OA submetidos a osteotomia da tíbia alta no Japão. As MSCs derivadas da medula óssea foram transplantadas para a cartilagem articular e o periósteo autólogo após terem sido embebidas em gel de colagénio aquando de 12 osteotomias da tíbia alta. Após quarenta e duas semanas de transplante, observou-se que os defeitos estavam cobertos por tecido mole branco e tecido semelhante a cartilagem hialina **(Wakitani *et al.*, 2002)**. **Ohgushi *et al* (2005)** desenvolveram e utilizaram uma prótese de tornozelo em cerâmica semeada com células estaminais mesenquimais em três doentes que sofriam de artrite do tornozelo. Após dois meses de cirurgia, foi observada uma interface estável entre o osso hospedeiro e a prótese **(Ohgushi *et al.*, 2005)**.

As MSC mostraram sinais de aplicação clínica bem sucedida em doenças das articulações e dos ossos em estudos com animais e em ensaios clínicos preliminares. Até à data, foram realizados mais de 265 ensaios clínicos com células estaminais mesenquimais, incluindo 20 registos para a osteoartrite, três para a osteogénese imperfeita, dois para a osteoporose, seis para a osteonecrose da cabeça do fémur e cinco para a artrite reumatoide, a maioria dos quais ainda em curso. Os resultados mostraram que não houve relatos de efeitos secundários imunológicos adversos em seres humanos após a utilização de MSC **(Jaganathan e Bonnet, 2012)**.

4.4 Acidente vascular cerebral

O acidente vascular cerebral (AVC) é uma das causas de morte mais comuns, seguida do cancro e dos ataques cardíacos. A morbilidade e a mortalidade continuaram a aumentar nos últimos dez anos, particularmente nos países em desenvolvimento, e representam um pesado fardo social e económico para os doentes e as suas famílias. O tratamento clínico tradicional inclui a terapia trombolítica, intervenções intravasculares percutâneas e medicamentos como a aspirina. A utilização generalizada da terapia trombolítica é limitada pela janela temporal estreita (dentro de 3 a 4,5 horas após o início do AVC agudo) e pelas complicações hemorrágicas graves **(Thomalla *et al.*, 2007)**. As intervenções intravasculares percutâneas requerem geralmente conhecimentos especializados na manipulação de emergência, e existem vários riscos relativos. A elevada morbilidade e incapacidade causadas pelo AVC concentraram a atenção dos clínicos e investigadores na exploração de tratamentos mais eficazes e seguros, em especial para os doentes que não são adequados para a terapia trombolítica e as intervenções intravasculares percutâneas. Vários eventos estão envolvidos na morte de neurónios no cérebro de doentes com AVC **(Dirnagl *et al.*, 1999; Barkho e Zhao, 2011)**. Em primeiro lugar, o aumento da apoptose, desencadeado pelo influxo de cálcio, pela deterioração das mitocôndrias e pela deficiência energética, seguido da excitotoxicidade do glutamato em resultado da privação de oxigénio e glicose, desempenha um papel central na morte celular. A libertação de óxido nítrico, de radicais livres de oxigénio e de outras espécies reactivas de oxigénio conduz então a danos adicionais nos neurónios. Além disso, a rutura da barreira hemato-encefálica através da libertação de metaloproteinases da matriz (MMP) e de outras proteases das células endoteliais permite a infiltração de células imunitárias. As citocinas libertadas pelas células imunitárias conduzem a uma reação inflamatória e a um aumento dos danos cerebrais. Apesar da neurogénese induzida por células nervosas endógenas encontrada em vários modelos de AVC, o número e a taxa de sobrevivência dos novos neurónios derivados da neurogénese endógena são extremamente baixos e os novos neurónios não são suficientes para substituir os neurónios perdidos nas vítimas de AVC (**Arvidsson *et al.*, 2002**).

O AVC isquémico caracteriza-se por uma perda aguda de neurónios, astroglia e oligodendroglia e por uma perturbação da arquitetura sináptica devido à oclusão da artéria cerebral. A substituição de células endógenas não é suficiente para reparar o sistema nervoso central (SNC) adulto em doentes com AVC, devido à capacidade limitada de renovação e à lenta renovação das células neuronais. A terapia com células estaminais surgiu como uma abordagem nova e promissora para o tratamento do AVC, provavelmente protegendo os neurónios e reparando-os através da secreção de vários factores tróficos neuronais e da substituição de neurónios danificados. A maioria dos investigadores básicos e de investigação translacional centra-se em três tipos de células estaminais, incluindo as células estaminais embrionárias (ESCs), as células estaminais neurais (NSCs) e as células estaminais mesenquimais (MSCs) (**Bain *et al.*, 1995**).

4.4.1 Terapia com células estaminais para o tratamento de doenças do AVC

As CTE podem ser induzidas a diferenciar-se em linhagens neurais in vitro em determinadas condições de cultivo (**Okabe *et al.*, 1996; Reubinoff *et al.*, 2001**). Por conseguinte, as CTE foram inicialmente consideradas uma fonte ideal de células transplantadas para o tratamento de doenças neurais. Após o transplante de células CTE de ratinho para o córtex de ratos com isquémia focal grave, foram encontradas na cavidade da lesão células CTE que expressam marcadores de superfície de neurónios, astrócitos, oligodendrócitos e células endoteliais, tendo sido demonstrada uma melhor reparação estrutural e recuperação funcional (**Wei *et al.*, 2005**). O transplante intra-cerebral de CTE de ratinho ou de células semelhantes a neurónios derivadas de CTE melhorou a função dopaminérgica e, subsequentemente, recuperou a disfunção comportamental em ratos com isquémia focal submetidos a oclusão da artéria cerebral média (MCAO) (**Yanagisawa *et al.*, 2006**). O transplante intracerebral de ESCs de rato foi capaz de melhorar as funções motoras e sensoriais de ratos com MCAO e reduzir o tamanho do enfarte (**Tae-Hoon e Yoon-Seok, 2012**). Por conseguinte, os estudos sobre a utilização de CTE no tratamento do AVC têm sido muito limitados. Os derivados neurais das CTE representam potenciais células terapêuticas para o AVC. Muitos estudos investigaram o efeito das células estaminais/progenitoras neurais (NSPCs) derivadas de CTE em modelos animais de AVC (**Daadi *et al.*, 2008**). As NSC derivadas de células ES humanas e as NSC fetais humanas transplantadas para um cérebro de rato isquémico foram capazes de dar origem a neurónios, migrar para a lesão isquémica e, em alguns casos, melhorar algumas funções sensório-motoras (**Bhasin *et al.*, 2013**). As células estaminais neurais fetais humanas estão atualmente a ser utilizadas em ensaios clínicos pela empresa britânica ReNeuron para tratar doentes com AVC isquémico. Estas NSC são transplantadas para o cérebro do doente 6 a 24 meses após o AVC, através de uma implantação neurocirúrgica (**Mack, 2011; Hicks *et al.*, 2013**). De acordo com a empresa, não foram registados quaisquer efeitos adversos relacionados com as células em nenhum dos doentes tratados até à data. Para além disso, foi observada uma redução sustentada do comprometimento neurológico e da espasticidade nestes doentes. Noutro ensaio clínico, células semelhantes a neurónios derivadas de uma linha celular de terato-carcinoma humano imortalizado (células NT2N, também conhecidas como células LSB) foram implantadas em enfartes isquémicos/hemorrágicos que envolviam os gânglios basais e/ou o córtex cerebral **(Kondziolka e Wechsler, 2008)**. Este estudo experimental indicou a segurança e a viabilidade do transplante de células em doentes com AVC, mas não foi demonstrado qualquer benefício significativo para a função motora. Ainda há muito a ser visto sobre os benefícios das células NT2N, particularmente no cenário clínico.

As células mais frequentemente estudadas em modelos de AVC são provavelmente as MSC. O transplante de MSC após indução de isquémia cerebral pode reduzir o tamanho do enfarte e melhorar o resultado funcional em modelos de isquémia em roedores **(Lin *et al.*, 2011)**. **Bang et al. (2005)** efectuaram um estudo para investigar a viabilidade e a segurança de uma abordagem de terapia celular em doentes com AVC utilizando MSC autólogas **(Bang *et al.*, 2005)**. Um seguimento de 5 anos dos doentes confirmou que não ocorreram efeitos adversos após a infusão de hMSCs, mas a melhoria funcional foi modesta **(Lee *et al.*, 2010)**.
Noutro estudo, as iPSC transplantadas de fibroblastos humanos adultos foram capazes de migrar para a área cerebral lesionada no modelo de MCAO do rato, tendo a função sensório-motora melhorado significativamente **(Jiang *et al.*, 2011)**. No entanto, num estudo, o transplante de iPSCs para o cérebro de ratinhos com MCAO transitória não conduziu a uma melhoria do comportamento **(Kawai *et al.*, 2010)**. No entanto, verificou-se que uma proporção de IPSCs se diferenciou em neuroblastos e neurónios, o que sugere uma abordagem terapêutica promissora para fornecer células neuronais suficientes no AVC isquémico. Um estudo recente mostrou que o efeito benéfico do transplante intracerebral de NSCs no AVC depende de um elevado número intracerebral de células transplantadas. No entanto, apesar de um baixo número intracerebral de células transplantadas, a administração sistémica de NSCs conduz a uma proteção sustentada dos neurónios através de vários mecanismos, por exemplo, estabilizando a BBB e reduzindo as ROS durante a reperfusão precoce **(Doeppner *et al.*, 2012)**. Em comparação com o transplante intracerebral, a administração intravascular de NSCs permitiu uma melhor distribuição nas regiões cerebrais lesionadas e evitou um procedimento cirúrgico invasivo. Num estudo que utilizou o modelo MCAO de ratos **(Darsalia *et al.*, 2011)**, o transplante focal de NSCs humanas logo após o AVC (48 horas) resultou numa melhor sobrevivência celular do que o transplante 6 semanas após o AVC, mas o transplante tardio não teve qualquer efeito na extensão da migração, diferenciação neuronal e proliferação celular nos enxertos. O transplante de um maior número de NSCs não resultou num maior número de células sobreviventes ou num aumento da diferenciação neuronal. O momento e a dose ideais para o transplante de células dependem dos diferentes modelos animais, fontes de células e vias de infusão. Os resultados de diferentes estudos relativos são difíceis de comparar. Concluiu-se que o transplante antes da ativação máxima da microglia é mais favorável à sobrevivência das células **(Hao *et al.*, 2014)**. Os mecanismos subjacentes à melhoria da recuperação funcional do modelo animal de AVC isquémico tratado com NSCs permanecem pouco claros. Inicialmente, a substituição celular foi considerada o principal mecanismo para o efeito benéfico das NSC transplantadas. Na maioria dos estudos com animais, verificou-se que as NSCs se

diferenciavam em fenótipos neuronais e/ou gliais (**Chu *et al.*, 2004; Zhu *et al.*, 2011**).

4.5 Diabetes mellitus

A diabetes mellitus é uma doença metabólica devastadora e complexa que deverá afetar mais de 500 milhões de pessoas em todo o mundo até 2030 (**Abu-Rmeileh *et al.*, 2013**). As *células β* dos ilhéus pancreáticos de Langerhans são responsáveis pela produção de insulina, e grande parte da patologia da diabetes pode ser atribuída à perda do número e da função *das células β* (**Butler *et al.*, 2003; Ferrannini *et al.*, 2010**). A diabetes é classificada em quatro tipos: Diabetes mellitus tipo 1 (t1Dm), que se caracteriza pela destruição autoimune das células β do pâncreas que expressam insulina; como resultado, os doentes com t1Dm dependem de insulina exógena para controlar os seus níveis de glicose no sangue (**Atkinson e Eisenbarth, 2001**). O controlo fisiológico dos níveis de glicose no sangue só pode ser eficazmente restaurado através da substituição da massa de células β (**Kim *et al.*, 2007**). Em doentes com diabetes tipo 1, pensa-se que a doença começa quando a massa *de células β* desce abaixo de 20% do intervalo normal (**Gepts, 1965; Butler *et al.*, 2007**). Explorar formas de proteger ou aumentar a massa e a função das células β pancreáticas pode ser uma abordagem terapêutica eficaz, e a substituição das *células β* é uma perspetiva terapêutica atractiva. As células estaminais, em especial as células estaminais pluripotentes, têm uma forte capacidade de auto-renovação e o potencial de se diferenciarem em todos os tipos de células do corpo, o que as torna uma fonte de células privilegiada para a medicina regenerativa e a engenharia de tecidos (**Imaizumi *et al.*, 2013**).

Como a terapia com células estaminais ganhou ímpeto no último ano, os esforços para produzir células semelhantes às ilhotas ou células produtoras de insulina a partir de diferentes tipos de células estaminais oferecem uma alternativa atractiva ao transplante de ilhotas. Em princípio, a terapia com células estaminais evita algumas das graves desvantagens do transplante de ilhotas, nomeadamente a falta de dadores de órgãos. Os doentes podem doar as suas próprias células estaminais, que são depois expandidas e diferenciadas in vitro em células produtoras de ilhotas. As células autólogas podem então ser injectadas de novo no doente, evitando a possibilidade e as complicações da rejeição do enxerto e/ou a necessidade de tratamento imunossupressor (**Lumelsky *et al.*, 2001**).

As células estaminais embrionárias humanas (hESC) têm a capacidade de formar células das três camadas germinativas (**Powers e Trobridge, 2013**) e de se diferenciar em células capazes de sintetizar insulina, glucagon, polipeptídeo pancreático e grelina (**Cai *et al.*, 2014**). Foi demonstrado que as hESC segregam insulina em resposta à glucose após o transplante para ratinhos imunodeficientes (**Li *et al.*, 2014**). **Kroon *et al.* (2008)** forneceram provas definitivas de que o endoderma pancreático derivado de CTE humanas (hESC) amadurece em células β maduras funcionais in vivo e protege contra a hiperglicemia induzida por estreptozotocina (STZ) vários meses após a implantação. No entanto, é provável que a utilização de células produtoras de insulina derivadas de hESC em ensaios clínicos continue a ser um "não arranque" devido a uma série de considerações éticas e científicas. Embora limitações como a indução incompleta do fenótipo secretor de insulina, a deteção inadequada da glicose, os métodos de diferenciação ineficientes/custosos para a geração em grande escala e a destruição autoimune após o transplante continuem a ser abordadas e potencialmente ultrapassadas, o potencial teratogénico/tumorigénico das hESC continua a ser uma grande preocupação (**Kroon *et al.*, 2008; Bose *et al.*, 2012**).

Qualquer potencial cura da diabetes mellitus tipo 1 (DM1) baseada em células estaminais deve ter em conta a necessidade de substituir *as células ß* e de controlar a resposta autoimune às células que expressam insulina. Na geração ex vivo de células ß adequadas para transplante para restaurar uma massa funcional de células ß, foram utilizadas células pluripotentes de várias fontes, bem como células progenitoras facultativas específicas de órgãos do fígado e do pâncreas. A utilização de células estromais mesenquimais ou de sangue do cordão umbilical para modular a resposta imunitária já está a ser objeto de ensaios clínicos; no entanto, os resultados finais ainda estão pendentes (**Aguayo-Mazzucato e Bonner-Weir, 2010**). O transplante de pâncreas humanos inteiros ou de ilhéus isolados de cadáveres humanos (**Shapiro *et al.*, 2000; Ryan *et al.*, 2001**) permitiu que os doentes com DM1 se tornassem independentes da insulina, comprovando assim o conceito de terapias de substituição das células ß. No entanto, a escassez de pâncreas e ilhotas de dadores (**Ricordi e Strom, 2004**) leva à procura de fontes alternativas de células, sendo a diferenciação de células estaminais em células ß funcionais uma alternativa atractiva (**Aguayo-Mazzucato e Bonner-Weir, 2010**). Nos transplantes de pâncreas segmentares de gémeos monozigóticos, a resposta autoimune persiste durante muitos anos após o início da doença (**Sibley *et al.*, 1985**), pelo que qualquer terapia de substituição de células ß requer alguma modulação do sistema imunitário, quer através de fármacos quer de abordagens baseadas em células (**Aguayo-Mazzucato e Bonner-Weir, 2010**). Foi conseguida a produção de células capazes de sintetizar insulina, glucagon, somatostatina, polipéptido pancreático e grelina (**D'Amour *et al.*, 2006; Kroon *et al.*, 2008**). Embora o teor de insulina destas células derivadas de hESC seja semelhante ao das células das ilhotas humanas, estas células não têm a função essencial de secreção de insulina estimulada pela glucose in vitro. A falta de resposta à glicose é uma das principais limitações dos actuais protocolos de diferenciação in vitro das células ß derivadas de hESC e faz lembrar as células ß fetais e neonatais, que também expressam insulina mas não respondem à glicose. No entanto, foi demonstrado que as hESC segregam insulina em resposta à glicose vários meses após o transplante para ratinhos imunodeficientes (**Kroon *et al.*, 2008**).

O primeiro passo na diferenciação de hESCs em células ß é a formação do endoderma definitivo (**Kubo *et al.*, 2004; D'Amour *et al.*, 2005; Tada *et al.*, 2005; Yasunaga *et al.*, 2005; Gadue *et al.*, 2006; McLean *et al.*, 2007**) e não do endoderma visceral, que expressa os mesmos marcadores mas forma tecidos diferentes (**Asahina *et al.*, 2004**). Os protocolos actuais para a diferenciação de hESC em células ß têm como objetivo reproduzir as vias de sinalização Wnt e o fator de crescimento transformador ß (TGFe) activas no desenvolvimento (**D'Amour *et al.*, 2005; Haegel *et al.*, 1995; Brennan *et al.*, 2001**). Foram feitos esforços para identificar pequenas moléculas que controlam a diferenciação do hesC através da modulação das vias de sinalização, da expressão genética ou do metabolismo. Foram identificadas duas moléculas - Induce Definitive Endoderm (IDE) 1 e 2 - que induzem com êxito a formação de endoderme definitivo a partir de CTEs de ratinho e humanas com uma eficiência de 70-80 % (**Borowiak *et al.*, 2009**). Com estas pequenas moléculas, formaram-se grandes quantidades de endoderme que expressaram vários marcadores endodérmicos. Idealmente, as pequenas moléculas para controlar a diferenciação seriam mais baratas, mais fáceis de controlar e mais eficazes do que os factores de crescimento (**Aguayo-Mazzucato e Bonner-Weir, 2010**).

Um estudo inicial referiu que o transplante de células derivadas da medula óssea com expressão de c-kit resultou na localização das estruturas ductais e das ilhotas e no aumento da secreção de insulina. Estes resultados sugerem que as BMSCs têm a capacidade de se diferenciar em células в, mesmo que tal ocorra apenas numa frequência baixa (**Hess *et al.*, 2003**). Si descobriu que o transplante autólogo de MSCs num modelo de diabetes tipo 2 em ratos resultou numa melhoria da secreção de insulina, no aumento do número de ilhotas pancreáticas e na melhoria da sensibilidade à insulina (**Si *et al.*, 2012**). Estudos preliminares também testaram os efeitos promotores do transplante de BMSC num modelo de macaco cynomolgus. O transplante alogénico de BMSC melhorou significativamente o transplante e a função das ilhotas (**Berman *et al.*, 2010**). Quando as BMSC humanas foram transplantadas para ratinhos NOD/scid com lesão pancreática induzida por estreptozotocina, observou-se uma melhoria da secreção de insulina e uma redução da hiperglicemia (**Lee *et al.*, 2006**). Uma vez que o efeito de um único transplante de MSC é relativamente curto (com a duração de quatro semanas), foram efectuados múltiplos transplantes intravenosos, que restauraram eficazmente a homeostase da glucose no sangue a longo prazo em ratinhos diabéticos induzidos por estreptozotocina (**Ho *et al.*, 2012**). Recentemente, foi relatado que a aplicação clínica do transplante autólogo de MSC em doentes com diabetes tipo 2 apresenta resultados promissores. Estrada realizou um estudo de fase 1 em 25 doentes com transplante combinado de MSC e tratamento com oxigénio hiperbárico e verificou uma melhoria das variáveis metabólicas, incluindo o péptido de glicose plasmática em jejum, a HbA1c e o cálculo do rácio péptido C/glicose, bem como uma redução das necessidades de insulina nestes doentes (**Estrada *et al.*, 2008**). Outro estudo clínico demonstrou que o transplante autólogo de MSC reduziu eficazmente a dependência de insulina em 10 doentes, tendo três doentes ficado independentes da insulina durante algum tempo. É importante salientar que não foram registados efeitos adversos graves (**Bhansali *et al.*, 2009**). Outros estudos demonstraram que a diferenciação in vivo é necessária para obter células в funcionalmente maduras a partir de hESCs, sugerindo que a presença de factores in vivo é importante para as fases finais da maturação (**Shiraki *et al.*, 2008; Naujok *et al.*, 2009**). Os cordões umbilicais representam uma fonte potencial e facilmente disponível de células estromais mesenquimais (MSCs) e células estaminais hematopoiéticas, que têm sido investigadas como moduladores da resposta imunitária na DM1 e como fontes potenciais de células positivas para a insulina.
Os aglomerados do tipo ilhéu derivados de MSC do cordão umbilical humano libertaram apenas quantidades muito pequenas de insulina in vitro (**Chao *et al.*, 2008**).

As células estaminais pluripotentes induzidas (iPs) surgiram como uma alternativa potencial interessante às células HesC (**Takahashi e Yamanka, 2006; Stadtfeld *et al.*, 2008**). As células iPs também foram geradas a partir do sangue do cordão umbilical através da sobreexpressão lentiviral dos factores de reprogramação OCT4, SOX2, NANOG e lin28 (**Giorgetti *et al.*, 2009; Haase *et al.*, 2009**). Os primeiros estudos em que as células iPs foram utilizadas para gerar células positivas para a insulina estão ainda a dar os primeiros passos. Num estudo, células iPs do tipo hesC derivadas de células da pele através da expressão retroviral de OCT4, SOX2, C-MYC e KlF4 foram submetidas a um protocolo de cultura in vitro sem soro que resultou em aglomerados de células do tipo ilhéu que expressam insulina (**Tateishi *et al.*, 2008**). Noutro estudo, as células iPs derivadas de biópsias de pele de doentes com DM1 foram diferenciadas em células que expressam insulina, péptido C, glucagon e somatostatina. Foram utilizados três factores de transcrição (OCT4, SOX2 e KlF4) para reprogramar estes fibroblastos adultos em células iPs **(Maehr *et al.*, 2009)**. Estas foram então submetidas a um protocolo de diferenciação dirigida para gerar células que libertam o péptido C humano e mostraram um aumento de cinco vezes na secreção de péptido C em resposta a 20 mm de glucose, sugerindo que as células в funcionais podem eventualmente ser derivadas de células iPs. No entanto, se as células iPs fossem derivadas de doentes com DM1 e transplantadas de volta para o dador, continuariam a ser atacadas pelo sistema imunitário. Por conseguinte, a derivação de células imunitárias e células в a partir da mesma célula IPs é de particular interesse para expandir a nossa compreensão da destruição autoimune das células в **(Aguayo-Mazzucato e Bonner-Weir, 2010)**. As iPSCs também podem ser consideradas como uma fonte adequada para a derivação de grandes quantidades de *células в* a partir de uma fonte autóloga, não embrionária **(Hosoya, 2012)** e representam uma resposta às limitações acima mencionadas do transplante de ilhotas, ou seja, o fornecimento de tecido e a imunossupressão crónica. Foi demonstrado que as iPSC obtidas através da reprogramação de células epiteliais pancreáticas de ratinhos diabéticos não obesos (NOD) se diferenciam em células produtoras de insulina que expressam vários marcadores de células в pancreáticas e normalizam a hiperglicemia após o transplante para ratinhos diabéticos **(Jeon *et al.*, 2012)**. O passo seguinte consiste em reproduzir in vitro a formação da anlage pancreática dorsal, que depende da sinalização simultânea do ácido retinóico e da inibição da sinalização Hedgehog, tendo ambas sido efetivamente reproduzidas **(Stafford et al., 2004; Lau *et al.*, 2006)**.

4.6 Lesão da medula espinal

A lesão da medula espinal (LM) resulta na perda de funções motoras, sensoriais e autonómicas distalmente ao nível do trauma **(Tator, 2006)**. Atualmente, a terapia com células estaminais oferece vários protocolos altamente atractivos para a reparação da medula espinal, incluindo a substituição de células neuronais e gliais danificadas, a remielinização de axónios danificados, a ligação de cavidades de lesão, a restauração de circuitos neuronais, citocinas anti-inflamatórias, a produção de factores neurotróficos e um ambiente favorável à plasticidade e à regeneração axonal **(Mothe e Tator, 2012)**.

As células estaminais embrionárias (ES) pré-diferenciadas em progenitores de oligodendrócitos remielinizaram axónios poupados e fixaram-nos adequadamente quando transplantadas para a medula espinal de ratos lesionados **(Keirstead *et al.*, 2005; Sharp *et al.*, 2010)**. Foi demonstrado que os oligodendrócitos são altamente susceptíveis aos factores presentes no tecido inflamado e podem estar sujeitos a morte celular. Esta perda de células mielinizantes leva a uma função neuronal anormal, mas o transplante de oligodendrócitos derivados de hESC pode melhorar o resultado funcional **(Nistor *et al.*, 2005)**. Devido às modalidades de diferenciação frequentemente demoradas e complicadas, as modalidades actuais de diferenciação de células progenitoras neurais a partir de hESC envolvem a utilização de tipos de células indesejáveis e factores indefinidos. Alguns estudos recentes centraram-se no desenvolvimento de protocolos para a pré-diferenciação de hESCs em células progenitoras neurais ou neurais antes do transplante de células em modelos de SCI **(Zhao *et al.*, 2007; Chambers *et al.*, 2009; Gil *et al.*, 2009)**.

O transplante de células estaminais neurais (NSCs) na SCI demonstrou uma recuperação moderada da medula espinal lesionada **(Enzmann *et al.*, 2006; Tetzlaff *et al.*, 2011)**. O transplante de NSCs foi combinado com a administração de ácido valpróico e promoveu a diferenciação neuronal, levando à restauração de circuitos neuronais danificados e à melhoria da recuperação **(Abematsu *et al.*, 2010)**. As NSC também demonstraram capacidades imunomoduladoras e patotrópicas, colonizando tecidos danificados **(Ziv *et al.*, 2006; Ferrari *et al.*, 2012)** e secretando adicionalmente vários factores neurotróficos e citocinas **(Lu *et al.*, 2003; Yan *et al.*, 2004; Hawryluk *et al.*, 2012)**.

A maioria dos estudos práticos sobre a SCI com enxertos de NSCs utilizou células de roedores, uma vez que as células estaminais humanas eram difíceis de cultivar ou não estavam disponíveis **(Svendsen *et al*, 1998; Carpenter *et al*, 1999; Vescovi *et al*, 1999; Ostenfeld *et al*, 2002; Piao *et al*, 2006)**. Recentemente, foi demonstrado que as NSC multipotentes e auto-renováveis podem ser transferidas da medula espinal humana adulta de dadores de transplantes de órgãos e que estas células se diferenciam em neurónios e glia **(Mothe *et al.*, 2011)**.

As células estaminais extraídas do cérebro fetal humano foram transplantadas em ratinhos NOD/SCID com SCI, tendo as células implantadas apresentado marcadores de diferenciação neuronal e desenvolvido recuperação **(Cummings *et al.*, 2005; Salazar *et al.*, 2010)**. Foi relatada a diferenciação neuronal prolongada de implantes de NSC fetais humanas após o transplante para a medula espinal de ratos adultos **(Yan *et al.*, 2007)**. Além disso, as NSC de cérebro fetal humano transplantadas para a medula espinal cervical contraída de saguis adultos resultaram numa força de preensão significativamente superior à do grupo de controlo **(Yamane *et al.*, 2010)**.

O tipo mais comum de células estaminais para a LME experimental são as células estromais da medula óssea (BMSCs). A principal vantagem das MSC é o facto de poderem ser transplantadas autologicamente e de conterem uma variedade de factores neurotróficos que são úteis para a reparação. Outras caraterísticas importantes são a sua baixa imunogenicidade e as suas propriedades imunomoduladoras comprovadas **(Keating, 2006)**. As MSC estão amplamente distribuídas numa variedade de tecidos, incluindo a geleia de Wharton do cordão umbilical, o tecido adiposo, o músculo adulto e a polpa dentária dos dentes decíduos **(Young *et al.*, 1995)**.

Recentemente, foram implantadas *células estaminais* mesenquimais (MSC) pré-diferenciadas derivadas do tecido adiposo em ratos com LME, o que resultou em alguma recuperação funcional, provavelmente devido aos efeitos parácrinos das células implantadas, que envolvem e promovem a proteção dos axónios desmielinizados do hospedeiro **(Arboleda *et al.*, 2011)**. As células estaminais hematopoiéticas (*HSC*) ou MSC derivadas do cordão umbilical são atractivas, uma vez que este tecido é facilmente acessível e frequentemente descartado, e as MSC são menos propensas à rejeição, como evidenciado por um menor risco de desenvolvimento da doença do enxerto contra o hospedeiro (GvHD) **(Laughlin *et al.*, 2001)**. Em comparação com as fontes adultas, o número de MSC ou HSC derivadas do sangue do cordão umbilical ou do tecido placentário é baixo, embora possam ser facilmente propagadas e o tecido possa ser congelado e posteriormente utilizado para isolamento **(Park *et al.*, 2011)**.

Muitos estudos demonstraram também que as MSC se diferenciam em linhagens neurais in vitro, embora este facto seja controverso in vivo (**Parr** *et al.,* **2007; Park** *et al.,* **2011; Wong, 2011).**

Existem amplas provas de que a secreção de neurotrofinas, a angiogénese e os efeitos anti-inflamatórios estão na origem dos efeitos terapêuticos das MSC (**Himes** *et al.,* **2006; Caplan e Dennis, 2007; Hawryluk** *et al.,* **2012).** As HSCs e as MSCs também demonstraram eficácia diferencial quando transplantadas por via intravenosa ou intratecal, sugerindo patotropismo (**Bakshi** *et al.,* **2004; Paul** *et al.,* **2009; Osaka** *et al.,* **2010).**

Apesar destes potenciais benefícios, foram comunicados efeitos adversos das MSC, incluindo o aumento da recorrência de doenças malignas hematológicas e o aumento do crescimento tumoral e das metástases (**Ramasamy** *et al.,* **2007; Wang** *et al.,* **2010; Wong, 2011).** Existem outros relatos de um pequeno número de doentes tratados com transplantes de MSC em que não foram observados efeitos adversos (**Kumar** *et al.,* **2007; Attar** *et al.,* **2011).** Além disso, há provas de que mesmo o enxerto transitório de MSC pode ter efeitos benéficos através da secreção de citocinas e outros factores parácrinos que recrutam células receptoras e estão envolvidos na reparação de tecidos (**Tolar** *et al.,* **2010).** Recentemente, verificou-se que as NSPCs podem ser derivadas de iPSCs humanas, mas a diferenciação de iPSCs humanas em linhagens neurais ocorre numa frequência muito inferior à das células ES (**Hu** *et al.,* **2010).**

Estudos experimentais com neuroesferas iPSC "seguras" pré-selecionadas, transplantadas subagudamente após uma contusão, revelaram remielinização, crescimento axonal de fibras serotoninérgicas e promoção da recuperação motora (**Tsuji** *et al.,* **2010).** Por outro lado, o transplante de neuroesferas iPS "inseguras" levou à formação de teratomas graves e a uma perda súbita da função motora (**Tsuji** *et al.,* **2010).**

Num estudo recente, células estaminais humanas derivadas de iPSC transplantadas, auto-renováveis e semelhantes a neuroepitélios, demonstraram diferenciar-se em progenitores neuronais na medula espinal lesionada de ratinhos e restaurar as ligações sinápticas, contribuindo para o desenvolvimento da função motora (**Fujimoto** *et al.,* **2012).** A lesão da medula espinal (LM) conduz a mielopatia, danos na substância branca e nos trajectos de fibras mielinizadas que transmitem sinais sensoriais e motores de e para o cérebro. Os danos na substância cinzenta causam a perda segmentar de interneurónios e neurónios motores e limitam as opções terapêuticas (**Ronaghi** *et al.,* **2010).**

Muitos relatórios (**Lee** *et al.,* **2007; Erceg** *et al.,* **2008)** explicaram a capacidade das hESCs para gerar NPCs in vitro, incluindo subtipos neuronais regionalmente específicos. A orientação das NPCs para neurónios regionalmente específicos é uma propriedade distintiva das NPCs derivadas de hESCs que representa uma vantagem significativa em relação às NPCs adultas, em que a programação do desenvolvimento e a diferenciação dirigida não se revelaram eficazes. O transplante de NPCs derivadas de hESCs não pode, por si só, restaurar axónios desmielinizados através da atividade de remielinização, mas o efeito benéfico das NPCs derivadas de hESCs transplantadas pode dever-se a um mecanismo neuroprotector (**Aharonowiz** *et al.,* **2008)** induzido por um imunomodulador (**Pluchino** *et al.,* **2005)** ou a um efeito supressor nas células T (**Einstein** *et al.,* **2007; Aharonowiz** *et al.,* **2008).**

A aplicação de uma diferenciação prolongada das hESC (**Brederlau** *et al.,* **2006),** a inibição das vias de sinalização da proliferação por manipulação genética **(Li *et al.*, 2008; Chambers *et al.*, 2009)** ou a triagem de células activadas por fluorescência ou a triagem de células activadas magneticamente **(Tate *et al.*, 2009)** reduz a incidência da formação de tumores **(Brederlau *et al.*, 2009)** e converte rapidamente as hESC em células neurais **(Chambers *et al.*, 2009)**.

O transplante de células progenitoras neurais derivadas de hESC com suportes sintéticos tridimensionais biodegradáveis baseados em proteínas da matriz celular, como a laminina e a fibronectina **(Tate *et al*,**

2009) ou colagénio **(Hatami *et al.*, 2009)** podem ser interessantes, uma vez que estes ambientes fornecem suporte adesivo e podem também libertar alguns factores de crescimento, como o NT-3 e o PDGF **(Willerth *et al.*, 2007; Willerth *et al.*, 2008; Johnson *et al.*, 2009)**. Esta estratégia foi validada após o transplante de células progenitoras neurais derivadas de hESC num modelo de SCI em ratos, utilizando suportes de colagénio **(Hatami *et al.*, 2009)**.

Em comparação com outras fontes de terapia celular, as hESC são uma das fontes celulares mais atractivas para a terapia da espinal medula, tendo esta estratégia sido recentemente confirmada **(Lee *et al.*, 2007)**, uma vez que os neurónios motores derivados de hESC podem sobreviver e integrar-se na espinal medula.

Conclusão

As células estaminais são atualmente utilizadas como instrumento de investigação para compreender os sinais e os mecanismos de diferenciação celular. Este facto é muito útil para identificar a causa das doenças e desenvolver novos tratamentos. A capacidade de gerar um grande número de células especializadas a partir de células estaminais levou também a que estas fossem utilizadas para analisar a segurança de novos medicamentos, reduzindo a necessidade de testes em animais. As células estaminais cancerígenas, por exemplo, são utilizadas para analisar potenciais medicamentos antitumorais. As células estaminais estão também a ser estudadas pela sua capacidade de substituir células perdidas em doenças degenerativas e de regenerar células em tecidos danificados, uma área conhecida como medicina regenerativa. Atualmente, estão a ser realizados numerosos ensaios clínicos, a grande maioria dos quais utiliza células estaminais adultas para investigar o desempenho e a diversidade da terapia com células estaminais. Graças à investigação em células estaminais, os investigadores descobriram tratamentos promissores para muitas doenças. As células estaminais transformaram o tratamento de pessoas com doenças oncológicas, dermatológicas, hematológicas, ortopédicas e oftalmológicas. O campo das aplicações médicas das células estaminais vai para além da visualização das células estaminais como peças de substituição. Os esforços para cultivar células semelhantes a ilhéus ou células produtoras de insulina a partir de diferentes tipos de células estaminais, por exemplo, oferecem uma alternativa atractiva ao transplante de ilhéus em pessoas que sofrem de diabetes mellitus. As células estaminais também fornecem fontes celulares que podem ser utilizadas na criação de neurónios dopaminérgicos para transplante neuronal na doença de Parkinson. Podem também ser cultivadas células novas e saudáveis para tratar doenças oculares e substituir tecidos disfuncionais. O principal objetivo da terapia com células estaminais é substituir células danificadas por células saudáveis de uma forma eficaz que permita o funcionamento adequado das células no corpo humano. Além disso, as potenciais aplicações da terapia com células estaminais continuam a crescer à medida que se aprende cada vez mais sobre o processo pelo qual uma célula saudável se transforma numa célula doente.

Referências

1. Abematsu, M., Tsujimura, K., Yamano, M., Saito, M., Kohno, K., Kohyama, J., Namihira, M., Komiya, S.& Nakashima, K. (2010). Neurónios de células estaminais neurais transplantadas restauram circuitos neuronais danificados num modelo de rato com lesão da medula espinal. J Clin Invest, 120(9), 3255-3266.

2. Abu-Rmeileh, N. M., Husseini, A., Capewell, S., & O'Flaherty, M. (2013). Prevenir a diabetes tipo 2 entre os palestinianos: Comparação de cinco cenários políticos futuros. BMJ open, 3 (12), e003558.

3. Agarwal, S., Holton, K. L. & Lanza, R. E. (2008). Differentiation of functional hepatocytes from human embryonic stem cells. Stem Cells, 26 (5), 1117-27. 182.

4. Aguayo-Mazzucato, C. & Bonner-Wier, S. (2010). Stem cell therapy for type 1 diabetes mellitus, Nat. Rev. Endocrinol, 6, 139-148.

5. Aharonowiz, M., Einstein, O., Fainstein, N., Lassmann, H., Reubinoff, B. & Ben-Hur, T. (2008). Efeito neuroprotector das células estaminais embrionárias humanas transplantadas de progenitores neurais num modelo animal de esclerose múltipla. Plos One, 3, 3145.

6. Al-Awqati, Q., & Oliver, J. A. (2006). A papila renal é um nicho de células estaminais. Stem Cell Rev, 2:181-4.

7. Almeida-Porada, G., Zanjani, E. D., & Porada, C. D. (2010). Células estaminais derivadas da medula óssea e regeneração hepática. Experimental Haematology, 38 (7), 574-580.

8. Amado, L. C., Saliaris, A. P., Schuleri, K. H., John, M. S., Xie, J. S., Cattaneo, S., Durand, D. J., Fitton, T., Kuang, J. Q., Stewart, G., Lehrke, S., Baumgartner, W. W.,Martin, B. J., Heldman, A. W., & Hare, J. M. (2005). Reparação cardíaca com injeção intramiocárdica de células estaminais mesenquimais alogénicas após enfarte do miocárdio. Actas da Academia Nacional de Ciências dos Estados Unidos da América, 102 (32), 11474-11479.

9. Ameye, L. G., & Young, M. F. (2006). Modelos animais de osteoartrite: lições na busca do "Santo Graal". Current Opinion in Rheumatology, 18 (5), 537-547.

10. Anokye-Danso, F., Trivedi, C.M., Juhr, D., Gupta, M., Cui, Z., Tian, Y., Zhang, Y., Yang, W., Gruber, P.J., Epstein, J.A., e Morrisey, E.E. (2011). Reprogramação mediada por miRNA altamente eficiente de células somáticas de camundongo e humanas para pluripotência. Cell Stem Cell 8, 376-388.

11. Arboleda, D., Forostyak, S., Jendelova, P., Marekova, D., Amemori, T., Pivonkova, H., Masinova, K. & Sykova, E. (2011). Transplante de células estromais pré-diferenciadas derivadas do tecido adiposo para o tratamento da lesão da medula espinhal. Cell Mol Neurobiol, 31 (7), 11131122.

12. Arenas, E. (2010). Rumo a terapias de substituição de células estaminais para a doença de Parkinson. Biochemical and biophysical research communications, 396, 152-156.

13. Arthur, A., Rychkov, G., Shi, S., Koblar, S. A., & Gronthos, S. (2008). As células estaminais adultas da polpa dentária humana diferenciam-se em neurónios funcionalmente activos em condições ambientais adequadas. Stem Cells, 26 (7), 1787-1795.

14. Arthur, A., Shi, S., Zannettino, A. C., Fujii, N., Gronthos, S., & Koblar, S. A. (2009). As células estaminais da polpa dentária humana adulta implantadas induzem a orientação axonal endógena. Stem Cells, 27 (9), 2229-2237.

15. Arvidsson, A., Collin, T., Kirik, D., Kokaia, Z., & Lindvall, O. (2002). Neuronal replacement from endogenous progenitors in the adult brain after stroke. Nature medicine, 8 (9), 963-970.

16. Asahina, K., Fujimori, H., Shimizu-Saito, K., Kumashiro, Y., Okamura, K., Tanaka, Y., Teramoto, K., Arii, S. & Teraoka, H. (2004). A expressão do gene específico do fígado Cyp7a1 revela a diferenciação hepática em corpos embrionários derivados de células estaminais embrionárias de rato. Genes Cells, 9, 1297-1308.

17. Assmus, B., Rolf, A., Erbs, S., Elsasser, A., Haberbosch, W, Hambrecht, R., Tillmanns, H., Yu, J., Corti, R., Mathey, D. G., Hamm, C. W., Suselbeck, T., Tonn, T., Dimmeler, S., Dill, T., Zeiher, A. M. & Schachinger, V. (2010). Resultado clínico 2 anos após a administração intracoronária de células progenitoras derivadas da medula óssea no enfarte agudo do miocárdio. Circ Heart Fail, 3 (1), 89-96.

18. Atkinson, M. A. & Eisenbarth, G. S. (2001). Diabetes tipo 1: novas perspectivas sobre a patogénese e o tratamento da doença. Lancet, 358, 221-229.

19. Attar, A., Ayten, M., Ozdemir, M., Ozgencil, E., Bozkurt, M., Kaptanoglu, E., Beksac, M. & Kanpolat, Y. (2011). Um ensaio para o tratamento de pacientes com lesão da medula espinhal por implantação intralesional de células concentradas de medula óssea autóloga. Cytotherapy, 13 (1), 54-60.

20. Aznar, J. & Sanchez, J. L. (2011). Células estaminais embrionárias: São úteis para tratamentos clínicos? J Physiol Biochem, 67 (1), 141-4.

21. Badylak, S. F. (2007). A matriz extracelular como material de suporte biológico.

Biomaterials, 28:3587-93.

22. Bae, S., Kim, H., Lee, Y., Xu, X., Park, J. S., Zheng, Y., Balakrishnan, J., Lei, T.,Kim, H.R., Song, Y., Kim, Y. J.,Kim,S.K., Ozyilmaz,B., Ahn, J., Hong,B.H.,&Iijima,S. (2010). Produção rolo a rolo de filmes de grafeno de 30 polegadas para eléctrodos transparentes. Nature Nanotechnology, 5 (8), 574-578.

23. Bain, G., Kitchens, D., Yao, M., Huettner, J. E., & Gottlieb, D. I. (1995). As células estaminais embrionárias expressam propriedades neuronais in vitro. Developmental Biology, 168 (2), 342-357.

24. Bakshi, A., Hunter, C., Swanger, S., Lepore, A. & Fischer, I. (2004). Administração minimamente invasiva de células estaminais na lesão da medula espinal: Vantagens da técnica de punção lombar. J Neurosurg Spine, 1 (3), 330-337.

25. Bang, O. Y., Lee, J. S., Lee, P. H., & Lee, G. (2005). Transplante autólogo de células estaminais mesenquimais em doentes com AVC. Annals of Neurology, 57 (6), 874-882.

26. Batista, P. M., Siddiqui, M. M., Lozier, G., Rodriguez, S. R., Atala, A., & Soker, S. (2011). A utilização da descelularização de órgãos inteiros para a geração de um organoide hepático vascularizado.

27. Barakat, O., Abbasi, S., Rodriguez, G., Rios, J., Wood, R. P., Ozaki, C., Holley,L.S.,& Gauthier, P. K. (2012). Utilização de fígado porcino descelularizado para o desenvolvimento de um órgão hepático humanizado. Journal of Surgical Research, 173 (1), e11-e25.

28. Barkho, B. Z., & Zhao, X. (2011). Células estaminais neurais adultas: Resposta à lesão por AVC e potencial para aplicações terapêuticas. Current stem cell research & therapy, 6 (4), 327338.

29 Barrilleaux, B , Phinney, D G , Prockop, D J & O'Connor, K C (2006) Review: ex vivo engineering of living tissues with adult stem cells Tissue Eng, 12 (11), 3007-19

30 Bauer, J (1999) Advances in cell separation: new developments in countercurrent centrifugal elimination and continuous flow cell separation . J Chromatogr B, 722, 55-69

31. Beattie, G. M., Otonkoski, T., & Lopez, A. D. & Hayek, A. (1997). Massa funcional de células beta após transplante de células pancreáticas fetais humanas: Differentiation or proliferation? Diabetes, 46, 244-248.

32. Berman, D. M., Willman, M. A., Han, D., Kleiner, G., Kenyon, N. M., Cabrera, O., Karl, J.A., Wiseman, R.W., O'Connor, D.H., Bartholomew, A.M., & Kenyon, N. S. (2010). As células estaminais mesenquimais melhoram o transplante alogénico de ilhotas em primatas não humanos. Diabetes, 59 (10), 2558-2568.

33. Bhansali, A., Upreti, V., Khandelwal, N., Marwaha, N., Gupta, V., Sachdeva, N., Sharma,R.R.,Saluja,K., Dutta, B., Walia, R., Minz,R., Bhadada,S., Das, S., & Ramakrishnan, S. (2009). Eficácia do transplante autólogo de células estaminais derivadas da medula óssea em doentes com diabetes mellitus tipo 2. Stem Cells and

Development, 18 (10), 1407-1416.

34. Bhasin, A., Srivastava, M. P., Mohanty, S., Bhatia, R., Kumaran, S. S., & Bose, S. (2013). Terapia com células estaminais: um ensaio clínico em AVC. Clinical Neurology and Neurosurgery, 115 (7), 1003-1008.

35. Bianco, P., Riminucci, M., Gronthos, S., & Robey, P. G. (2001). Stromal stem cells from bone marrow: nature, biology and potential applications. Stem cells, 19 (3), 180-192.

36. Bianco, P., & Robey, P. G. (2001). Stem cells in tissue engineering (Células estaminais na engenharia de tecidos). Nature, 414 (6859), 118-121.

37. Bianco, P., Cao, X., Frenette, P. S., Mao, J. J., Robey, P. G., Simmons, P. J., & Wang, C. Y. (2013). O significado, significado e importância: traduzir a ciência das células estaminais mesenquimais em medicina. Nature medicine, 19 (1), 35-42.

38. Bijlsma, J. W., Berenbaum, F., & Lafeber, F. P. (2011). Osteoartrite: uma atualização com implicações para a prática clínica. The Lancet, 377 (9783), 2115-2126.

39. Bobis, S., Jarocha, D. & Majka, M. (2006). Células estaminais mesenquimais: Propriedades e aplicações clínicas. FOLIA HISTOCHEMICA ET CYTOBIOLOGICA, 44(4), 215230.

40. Bock, C., Kiskinis, E., Verstappen, G., Gu, H., Boulting, G., Smith, Z. D.,Ziller, M.,Croft, G. F. Amoroso, M.W., Oakley, D.H., Gnirke, A., Eggen, K., & Meissner, A. (2011). Mapas de referência da variação de células ES e iPS humanas permitem a caraterização de alto rendimento de linhas de células pluripotentes. Cell, 144 (3), 439-452.

41. Bonandrini, B., Figliuzzi, M., Papadimou, E., Morigi, M., Perico, N., Casiraghi, F.,Chemistry, D.,Fabio, S.,Sara, C., Ariela, B., Andrea, R., &Remuzzi, G. (2014). Recelularização de scaffold de rim celular bem preservado usando células estaminais embrionárias. Tissue Engineering Part A, 20 (9-10), 1486-1498.

42. Bornstein, P., & Sage, E. H. (2002). Matricellular proteins: extracellular modulators of cell function. Curr Opin Cell Biol, 14:608-16.

43. Borowiak, M., Maehr, R., Chen, S., Chen, A. E., Tang, W., Fox, J. L., Schreiber, S. L. & Melton, D. A. (2009). Small molecules efficiently control endodermal differentiation of mouse and human embryonic stem cells. Cell Stem Cell, 4, 348-358.

44. Bose, B., Shenoy, S. P., Konda, S., & Wangikar, P. (2012). Diferenciação de células estaminais embrionárias humanas em *células β* secretoras de insulina para diabetes. Biologia celular internacional, 36 (11), 1013-1020.

45. Brederlau, A., Correia, A. S., Anisimov, S. V., Elmi, M., Paul, G., Roybon, L., Morizane, A., Bergquist, F., Riebe, I., Nannmark, U., Carta, M., Hanse, E., Takahashi, J., Sasai, Y., Funa, K., Brundin, P., Eriksson, P. S. & Li, J. Y. (2006). Transplantation of human embryonic stem cells into a rat model of Parkinson's disease: effect of in vitro differentiation on graft survival and teratoma formation.

Stem Cells, 24, 1433-1440.

46. Brennan, J., Lu, C. C., Norris, D. P., Rodriguez, T. A., Beddington, R. S., Robertson, E. Butler, A. E., Galasso, R., Meier, J. J., Basu, R., Rizza, R. A., & Butler, P. C. (2007). Apoptose de células beta ligeiramente aumentada, mas não aumento da replicação de células beta em pacientes diabéticos tipo 1 recentemente doentes que morreram de cetoacidose diabética. Diabetologia, 50 (11), 2323-2331.

47. Brennand, K. J., Simone, A., Jou, J., Gelboin-Burkhart, C., Tran, N., Sangar, S. & McCarthy, S. (2011). Modelação da esquizofrenia com células estaminais pluripotentes induzidas humanas. Nature, 473 (7346), 221-225.

48. Bryder, D., Rossi, D. J., & Weissman, I. L. (2006). Haematopoietic stem cells: the paradigmatic tissue-specific stem cell. The American journal of pathology, 169 (2), 338346.

49. Butler, A. E., Galasso, R., Meier, J. J., Basu, R., Rizza, R. A., & Butler, P. C. (2007). Apoptose de células beta ligeiramente aumentada, mas não aumento da replicação de células beta em pacientes diabéticos tipo 1 recentemente doentes que morreram de cetoacidose diabética. Diabetologia, 50 (11), 2323-2331.

50. Butler, A. E., Janson, J., Bonner-Weir, S., Ritzel, R., Rizza, R. A., & Butler, P. C. (2003). Deficiência de *células* 6 e aumento da apoptose de células в em pessoas com diabetes tipo 2. Diabetes, 52 (1), 102-110.

51. Cai, Q., Bonfanti, P., Sambathkumar, R., Vanuytsel, K., Vanhove, J., Gysemans, C., Debiec-Rychter, M., Raitano, S., Heimberg, H., Ordovas, L., & Verfaillie, C. M. (2014). As células progenitoras que expressam NGN3 isoladas de células-tronco embrionárias humanas se desenvolvem em células endócrinas pancreáticas. Stem Cells Translational Medicine, sctm-2013.

52. Calle, E. A., Petersen, T. H., e Niklason, L. E. (2011). Procedimentos para a engenharia pulmonar. J. Vis. Exp. 49, 2651.

53. Caplan, A. I., Elyaderani, M., Mochizuki, Y., Wakitani, S., & Goldberg, V. M. (1997). Overview: Princípios da reparação e regeneração da cartilagem. Clinical orthopaedics and related research, 342, 254.

54. Caplan, A. I. & Dennis, J. E. (2006). Células estaminais mesenquimais como mediadores tróficos. J Cell Biochem, 98 (5), 1076-1084.

55. Caralt, M., Velasco, E., Lanas, A., & Batista, P. M. (2014). Bioengenharia hepática: da fase de matriz hepática descelularizada aos múltiplos actores celulares e efeitos especiais do bioreactor. Organogénese, 10, 250-259.

56. Caralt, M., Uzarski, J. S., Iacob, S., Obergfell, K. P., Berg, N., Bijonowski, B. M., Kiefer, K. M.,Ward, H. H.,Wandinger-Ness, A., Miller, W. M., Zhang, Z. J., Abecassis, M. M., &Wertheim, J. A. (2015). Otimização e avaliação crítica de estratégias de descelularização para desenvolver andaimes de matriz extracelular renal como modelos biológicos para engenharia e transplante de órgãos. American Journal of Transplantation, 15(1), 64-75.

57. Carpenter, M. K., Cui, X., Hu, Z. Y., Jackson, J., Sherman, S., Seiger, A. &

Wahlberg, L. U. (1999). Expansão in vitro de uma população multipotente de células progenitoras neurais humanas. Exp Neurol, 158(2), 265-278

58. Caspi, O., Huber, I., Kehat, I., Habib, M., Arbel, G., Gepstein, A., & Gepstein, L. (2007). Transplantation of human embryonic stem cell-derived cardiomyocytes improves myocardial performance in infarcted rat hearts.Journal of the American College of Cardiology, 50(19), 1884-1893.

59. Castelo-Branco, G., Sousa, M. K., Bryja, V., Pinto, L., Wagner, J. & Arenas, E. (2006). A glia do mesencéfalo central expressa factores de transcrição específicos da região e regula a neurogénese dopaminérgica através da secreção de Wnt-5a. Mol. Cell. Neurosci., 31(2) , 251262.

60. Castelo-Branco, G., Wagner, J., Rodriquez, F. J., Kele, J., Sousa, K., Rawal, N., Pasolli, H. A., Fuchs, E., Kitajewski, J. & Arenas, E. (2003). Regulação diferencial do desenvolvimento de neurónios dopaminérgicos do mesencéfalo por Wnt-1, Wnt-3a e Wnt-5a. Proc. Natl. Acad. Sci. USA, 100(22), 12747-12752.

61. Chambers S. M., Fasano, C. A., Papapetrou, E. P., Tomishima, M., Sadelain, M. & Studer, L. (2009). Conversão neuronal altamente eficiente de células ES e iPS humanas por inibição dupla da sinalização SMAD. Nat Biotechnol, 27, 275-280

62. Chao, K. C., Chao, K. F., Fu, Y. S. & Liu, S. H. (2008). Aglomerados de células estaminais mesenquimais semelhantes a ilhotas na geleia de Wharton do cordão umbilical humano para transplante para controlo da diabetes tipo 1. PLoS One, 3, 1451.

63. Cho, K. J., Trzaska, K. A., Greco, S. J., McArdle, J., Wang, F. S., Ye, J. H., & Rameshwar, P. (2005). Os neurónios derivados de células estaminais mesenquimais humanas exibem transmissão sináptica e podem ser induzidos a produzir o neurotransmissor da substância P pela interleucina-1a. Stem cells, 23(3), 383-391.

64. Cho, M. S., Lee, Y. E., Kim, J. Y., Chung, S., Cho, Y. H., Kim, D. S., Kang, S. M., Lee, H., Kim, M. H., Kim, J. H., Leem, J. W., Oh, S. K., Choi, Y. M., Hwang, D. Y., Chang, J. W., & Kim, D. W. (2008). Geração altamente eficiente e em larga escala de neurónios dopaminérgicos funcionais a partir de células estaminais embrionárias humanas. Proceedings of the National Academy of Sciences, 105(9), 3392-3397.

65. Chu, K., Kim, M., Park, K. I., Jeong, S. W., Park, H. K., Jung, K. H., Lee, S. S., Kang, L.,Lee, K., Park, D. K., Kim, S. U., & Roh, J. K. (2004). As células estaminais neurais humanas melhoram os défices sensório-motores no cérebro de ratos adultos durante a isquémia focal experimental. Brain Research, 1016 (2), 145-153.

66. Chung, S., Moon, J. I., Leung, A., Aldrich, D., Lukianov, S., Kitayama, Y.,Parka, S., Li, Y.,Bolshakov, V. Y., Lamonerie, T., & Kim, K. S. (2011). Células progenitoras dopaminérgicas do mesencéfalo renováveis e funcionais derivadas de células ES. Actas da Academia Nacional de Ciências, 108 (23), 9703-9708.

67. Clark, A. D., JOrgensen, H. G., Mountford, J. & Holyoake, T. L. (2003). Isolamento e potencial terapêutico de células estaminais hematopoiéticas humanas. Cytotechnology, 41, 111-131.

68. Clifford, D. M., Fisher, S. A., Brunskill, S. J., Doree, C., Mathur, A., Watt, S., & Martin-Rendon, E. (2012). Tratamento com células-tronco para infarto agudo do miocárdio. A Biblioteca Cochrane.

69. Cordeiro, M. M., Dong, Z., Kaneko, T., Zhang, Z., Miyazawa, M., Shi, S., Smith, A.J., & Nor, J. E. (2008). Engenharia de tecidos da polpa dentária utilizando células estaminais de dentes decíduos esfoliados. Journal of Endodontics, 34(8), 962-969.

70. Cummings, B. J., Uchida, N., Tamaki, S. J., Salazar, D. L., Hooshmand, M., Summers, R., Gage, F. H. & Anderson, A. J. (2005). As células estaminais neurais humanas diferenciam-se e promovem a recuperação da função locomotora em ratos com lesão da medula espinal. Proc Natl Acad Sci U S A, 102 (39), 14069-14074.

71. Daadi, M. M., Maag, A. L., & Steinberg, G. K. (2008). Linha de células estaminais neurais derivadas de células estaminais embrionárias humanas aderentes e auto-renováveis: transplante funcional num modelo experimental de AVC. PLoS One, 3(2), e1644.

72. D'Amour, K. A., Agulnick, A. D., Eliazer, S., Kelly, O. G., Kroon, E. & Baetge, E. E. (2005). Efficient differentiation of human embryonic stem cells into definitive endoderm (diferenciação eficiente de células estaminais embrionárias humanas em endoderme definitiva). Nat. Biotechnol. 23, 1534-1541.

73. D'Amour, K. A., Bang, A. G., Eliazer, S., Kelly, O. G., Agulnick, A. D., Smart, N. G., Moorman, M. A., Kroon, E., Carpenter, M. K. & Baetge, E. E. (2006). Produção de células endócrinas com expressão de hormonas pancreáticas a partir de células estaminais embrionárias humanas. Nat. Biotechnol. 24, 1392-1401.

74. Darsalia, V., Allison, S. J., Cusulin, C., Monni, E., Kuzdas, D., Kallur, T., Lindvall, O., & Kokaia, Z. (2011). O número de células e o momento do transplante determinam a sobrevivência de enxertos de células estaminais neurais humanas no cérebro de ratos lesionados por AVC. Journal of Cerebral Blood Flow & Metabolism, 31(1), 235-242.

75. Davies, M. J. (1997). The composition of coronary artery plaques (A composição das placas das artérias coronárias). New England Journal of Medicine, 336(18), 1312-1314.

76. Dirnagl, U., Iadecola, C., & Moskowitz, M. A. (1999). Pathobiology of ischaemic stroke: an integrated view. Tendências em Neurociências, 22(9), 391-397.

77. Doder, M., Rabiner, E. A., Turjanski, N., Lees, A. J., & Brooks, D. J. (2003). Tremor na doença de Parkinson e disfunção serotoninérgica Um estudo PET 11C-WAY 100635. Neurology, 60(4), 601-605.

78. Doeppner, T. R., Ewert, T. A., Tonges, L., Herz, J., Zechariah, A., ElAli, A., Ludwig, A. K., Giebel, B., Nagel, F., Dietz, G. P., Weise, J. Hermann, D. M. & Bahr, M. (2012). Transdução de células progenitoras neurais com a chaperona TAT-Heat Shock Protein 70: potencial terapêutico contra acidente vascular cerebral isquêmico após transplante intrastriatal e sistêmico. Stem Cells, 30(6), 1297-1310.

79. Donato, R., Miljan, E. A., Hines, S. J., Aouabdi, S., Pollock, K., Patel, S., Edwards, F. A. & Sinden, J. D. (2007). Desenvolvimento diferencial da capacidade de resposta

fisiológica neuronal em duas linhas de células estaminais neurais humanas. BMC Neuroscience, 8(1), 1.

80. Duailibi, M. T., Duailibi, S. E., Young, C. S., Bartlett, J. D., Vacanti, J. P. & Yelick, P. C. (2004). Bioengineered teeth from cultured rat tooth bud cells.Journal of Dental Research, 83(7), 523-528.

81. Einstein, O., Fainstein, N., Vaknin, I., Mizrachi-Kol, R., Reihartz, E., Grigoriadis, N., Lavon, I., Baniyash, M., Lassmann, H. & Ben-Hur, T. (2007). Os progenitores neurais atenuam a encefalomielite autoimune através da imunossupressão periférica. Ann Neurol, 61, 209-218.

82. El-Ali, J., Sorger, P. K. & Jensen, K. F. (2006). Cells on chips. Nature, 442, 403-411

83. Emadedin, M., Fazeli, R., & Farjad, R. (2012). Injeção intra-articular de células estaminais mesenquimais autólogas em seis doentes com osteoartrite do joelho.Archives of Iranian medicine, 15(7), 422.

84. Enzmann, G. U., Benton, R. L., Talbott, J. F., Cao, Q. & Whittemore, S. R. (2006). Considerações funcionais da terapia de transplante de células estaminais para reparação da medula espinal. J Neurotrauma, 23(3-4), 479-495.

85. Erceg, S., Lamez, S., Ronaghi, M., Stojkovic, P., Përez-Arag6, M. A., Moreno-Manzano, V., Moreno-Palanques, R., Planells-Cases, R. & Stojkovic, M. (2008). Diferenciação de células estaminais embrionárias humanas em células progenitoras neurais específicas da região em condições de meio quimicamente definidas. Plos One, 3(5), 2122.

86. Espejel, S., Roll, G. R., McLaughlin, K. J., Lee, A. Y., Zhang, J. Y., Laird, D. J., Okita, K., Yamanaka, S. & Willenbring, H. (2010). Os hepatócitos derivados de células estaminais pluripotentes induzidas possuem as capacidades funcionais e proliferativas necessárias para a regeneração do fígado em ratinhos. The Journal of clinical investigation, 120(9), 3120-3126.

87. Estrada, E. J., Valacchi, F., Nicora, E., Brieva, S., Esteve, C., Echevarria, L., Froud, T., Bernetti, K., Cayetano, S. M., Velazquez, O., Alejandro, R., Ricordi, C. (2008). Tratamento combinado com células estaminais autólogas intrapancreáticas derivadas da medula óssea e oxigénio hiperbárico na diabetes mellitus tipo 2. Cell Transplantation, 17(12), 1295-1304.

88. Eymael, J., & Smeets, B. (2016). Origem e destino das células regeneradoras do rim: European Journal of Pharmacology.

89. Ferrannini, E. (2010). A célula в atordoada: uma breve história. Cell Metabolism, 11(5), 349352.

90. Ferrari, D., Zalfa, C., Nodari, L. R., Gelati, M., Carlessi, L., Delia, D., Vescovi, A. L. & De Filippis, L. (2012). Patotropismo diferencial de linhas de células-tronco neurais humanas não imortalizadas e imortalizadas em um modelo de desmielinização focal. Célula Mol Life Sci, 69(7),1193-1210

91. Fox, I. J., Chowdhury, J. R., Kaufman, S. S., Goertzen, T. C., Chowdhury, N. R.,

Warkentin, P. I., Dorko, K., Sauter, B. V., & Strom, S. C. (1998). Treatment of Crigler-Najjar syndrome type I with hepatocyte transplantation (Tratamento da síndrome de Crigler-Najjar tipo I com transplante de hepatócitos). New England Journal of Medicine, 338(20), 1422-1427.

92. Friling, S., Andersson, L. H., Thompson, L. H., Jonsson, M. E., Hebsqaard, J.B., Nanou, E., Alekseenko, Z., Marklund, U., Kjellander, S., Volakakis, N., Hovatta, O., El Manira, A., Bjorklund, A., Perlmann, T. & Ericson, J. (2009). Produção eficiente de neurónios dopaminérgicos mesencefálicos através da expressão de Lmx1a em células estaminais embrionárias. Proc. Natl. Acad. Sci. USA, 106 (18), 7613-7618.

93. Fu, Y. S., Cheng, Y. C., Lin, M. Y. A., Cheng, H., Chu, P. M., Chou, S. C., Shih, Y. H., Ko, M. H., & Sung, M. S. (2006). Conversão de células estaminais mesenquimais do cordão umbilical humano em geleia de Wharton em neurónios dopaminérgicos in vitro: potencial aplicação terapêutica no Parkinsonismo. Stem cells, 24(1), 115-124.

94. Fujimoto, Y., Abematsu, M., Falk, A., Tsujimura, K., Sanosaka, T., Juliandi, B., Semi, K., Namihira, M., Komiya, S., Smith, A. & Nakashima, K. (2012). Tratamento de um modelo de rato de lesão da medula espinhal por transplante de células estaminais pluripotentes induzidas humanas que geram células estaminais semelhantes a neuroepiteliais auto-renováveis a longo prazo. Stem Cells, 30(6), 11631173.

95. Gage, F. H. (2000). Células estaminais neurais de mamíferos. Science, 287(5457), 1433-1438.

96. Gage, F. H., & Temple, S. (2013). Células estaminais neurais: Geração e regeneração do cérebro. Neuron, 80(3), 588-601.

97. Gepts, W. (1965). Anatomia patológica do pâncreas na diabetes mellitus juvenil. Diabetes, 14(10), 619-633.

98. Gil, J. E., Woo, D. H., Shim, J. H., Kim, S. E., You, H. J., Park, S. H., Paek, S. H., Kim, S. K. & Kim, J. H. (2009). A vitronectina promove a diferenciação dos oligodendrócitos durante a neurogénese das células estaminais embrionárias humanas. FEBS Lett, 583, 561-567.

99. Gilbert, T. W., Agragal, V., Gilbert, M. R., Povirk, K. M., Badylak, S. F., & Rosen, C. A. (2009). Matriz extracelular derivada do fígado como um suporte biológico para a reparação aguda das cordas vocais num modelo canino. Laryngoscope, 119:1856-63.

100. Giorgetti, A., Montserrat, N., Aasen, T., Gonzalez, F., Rodriguez-Piza, I., Vassena, R., Raya, A., Boue, S., Barrero, M. J., Corbella, B. A., Torrabadella, M., Veiga, A. & Izpisua Belmonte, J. C. (2009). Geração de células estaminais pluripotentes induzidas a partir de sangue do cordão umbilical humano utilizando OCT4 e SOX2. Cell Stem Cell, 5, 353-357.

101. Giugliani, R., Federhen, A., Munoz Rojas, M. V., Vieira, T., Artigalas, O., Lapagesse Pinto, L.& Chong Ae, K. (2010). Mucopolissacaridoses I, II e VI: Breve visão geral e diretrizes para o tratamento. Genetics and Molecular Biology, 33(4),

589-604.

102. Goh, S. K., Bertera, S., Olsen, P., Candiello, J. E., Halfter, W., Uechi, G., Balasubramani, M. Johnson, S. A., Sicari, B. M., Kollar, E., Badylak, S. F., Banerjee, I. (2013). Pâncreas descelularizado por perfusão como um andaime 3D natural para tecido pancreático e engenharia de órgãos inteiros. Biomaterials, 34(28), 6760-6772.

103. Gonzalez-Gonzalez, M., Vazquez-Villegas, P., Garc'ia-Salinas, C. & Rito-Palomares, M. (2011). Estratégias e desafios actuais para a purificação de células estaminais. J Chem Technol Biotechnol, 87, 2-10.

104. Grande, D. A., Pitman, M. I., Peterson, L., Menche, D., & Klein, M. (1989). The repair of experimentally created defects in rabbit articular cartilage by autologous chondrocyte transplantation. Journal of Orthopaedic Research, 7(2), 208-218.

105. Gronthos, S., Mankani, M., Brahim, J., Robey, P. G., & Shi, S. (2000). Células estaminais da polpa dentária humana pós-natal (DPSCs) in vitro e in vivo.Proceedings of the National Academy of Sciences, 97(25), 13625-13630.

106. Grutzkau, A. & Radbruch, A. (2010). Small but mighty: How MACS technology based on nanoscale superparamagnetic particles has contributed to the analysis of the immune system over the last 20 years. Cytome Part A, 77, 643-647.

107. Gu, H., Yue, Z., & Zhang, Q. (2014). Diferenciação neural de células estaminais em andaimes tridimensionais biodegradáveis - uma nova estratégia para a regeneração nervosa.

108. Gupta, P. K., Das, A. K., Chullikana, A., & Majumdar, A. S. (2012). Células estaminais mesenquimais para reparação da cartilagem na osteoartrite. Investigação e terapia com células estaminais, 3(4), 1.

109. Haase, A., Olmer, R., Schwanke, K., Wunderlich, S., Merkert, S., Hess, C., Zweigerdt, R., Gruh, I., Meyer, J., Wagner, S., Maier, L. S., Han, D. W., Glage, S., Miller, K., Fischer, P., Scholer, H. R. & Martin, U. (2009). Geração de células estaminais pluripotentes induzidas a partir de sangue do cordão umbilical humano. Células estaminais, 5, 434-441

110. Haegel, H., Larue, L., Ohsugi, M., Fedorov, L., Herrenknecht, K. & Kemler, R. (1995). A ausência de beta-catenina prejudica o desenvolvimento do rato durante a gastrulação. Development, 121, 35293537.

111. Han, D. W., Tapia, N., Hermann, A., Hemmer, K., Hoing, S., Arauzo-Bravo, M. J., Zaehres, H., Wu, G., Frank, S., Moritz, S., Greber, B., Yang, J.H., Lee, H.J., Schwamborn, J.C., Storch, A., & Schole, H.R. (2012). Reprogramação direta de fibroblastos em células-tronco neurais por fatores definidos. Célula estaminal celular, 10(4), 465-472.

112. Hao, L., Zou, Z., Tian, H., Zhang, Y., Zhou, H., & Liu, L. (2014). Terapias

baseadas em células estaminais para AVC isquémico. Bio Med Research International, 2014.

113. Harari-Steinberg, O., Metsuyanim, S., Omer, D., Gnatek, Y., Gershon, R., Pri-Chen S, Ozdemir, D., Lerenthal, Y., Noiman, T., Ben-Hur, H., Vaknin, Z., Schneider, D.F., Aronow, B.J., Goldstein, R.S., Hohenstein, P., & Dekel, B. (2013). Identificação de progenitores de néfrons humanos capazes de gerar estruturas renais e reparar funcionalmente a doença renal crônica. EMBO Mol Med, 5:1556-68.

114. Hare, J. M., Fishman, J. E., Gerstenblith, G., Velazquez, D. L. D., Zambrano, J. P., Suncion, V. Y., Tracy,M., Ghersin,E., Johnston,P.V., Brinker,J.A., Breton,E., Davis-Sproul,J., Schulman,L.H., Byrnes,J., Mendizabal,A.M., Lowery,M.H., Rouy,D., Altman,P., Foo,C.W.P., Ruiz ,Ph., Amador ,A., Da Silva ,J., McNiece ,J.K,& Heldman,A.W. (2012). Comparação de células estaminais mesenquimais alogénicas e autólogas derivadas da medula óssea administradas por injeção transendocárdica em doentes com cardiomiopatia isquémica: o ensaio aleatório POSEIDON. Jama, 308(22), 2369-2379.

115. Hatami, M., Mehrjardi, N. Z., Kiani, S., Hemmesi, K., Azizi, H., Shahverdi, A. & Baharvand, H. (2009). Enxertos de progenitores neurais derivados de células estaminais embrionárias humanas em suportes de colagénio promovem a recuperação da medula espinal de ratos lesionados. Cytotherapy, 11, 618630.

116. Hauser, P. V., De Fazio, R., Bruno, S., Sdei, S., Grange, C., Bussolati, B., Benedetto, C. & Camussi, G. (2010). As células estaminais derivadas do líquido amniótico humano contribuem para a cura da lesão renal aguda. The American journal of pathology, 177(4), 2011-2021.

117. Hawryluk, G. W., Mothe, A. J., Chamankhah, M., Wang, J., Tator, C. & Fehlings, M. G. (2012). Caracterização in vitro da expressão do fator trófico em células progenitoras neurais. Stem Cells Dev, 21(3), 432-447.

118. Heinegard, D. & Saxne, T. (2011). O papel da matriz da cartilagem na osteoartrite. Nature Reviews Rheumatology, 7(1), 50-56.

119. Hess, D., Li, L., Martin, M., Sakano, S., Hill, D., Strutt, B., Thyssen, S., Gray, D. A. & Bhatia, M. (2003). As células estaminais derivadas da medula óssea iniciam a regeneração pancreática. Nat. Biotechnol. 21, 763-770.

120. Hicks, C., Stevanato, L., Stroemer, R. P., Tang, E., Richardson, S. & Sinden, J. D. (2013). Caracterização in vivo e in vitro do efeito angiogénico das células estaminais neurais humanas CTX0E03. Cell Transplantation, 22(9), 1541-1552.

121. Higgens, G. & Anderson, R. (1931). Experimental pathology of the liver: restoration of liver of the white rat following partial surgical removal. Arch Pathol Lab Med, 12:186202.

122. Hildebrand, M. S., Dahl, H. H. M., Hardman, J., Coleman, B., Shepherd, R. K. & De Silva, M. G. (2005). Survival of partially differentiated mouse embryonic stem cells in the scala media of the guinea pig cochlea. Jornal da Associação para a Investigação em Otorrinolaringologia, 6(4), 341-354

123. Himes, B. T., Neuhuber, B., Coleman, C., Kushner, R., Swanger, S. A., Kopen, G. C., Wagner, J., Shumsky, J. S.& Fischer, I. (2006). Recuperação da função após o transplante de células estromais derivadas da medula óssea humana na medula espinhal lesada. Neurorehabil Neural Repair, 20(2), 278-296.

124. Ho, J. H., Tseng, T. C., Ma, W. H., Ong, W. K., Chen, Y. F., Chen, M. H. & Lee, O. K. (2012). Múltiplos transplantes intravenosos de células estaminais mesenquimais restauram eficazmente a homeostase da glicose no sangue a longo prazo através do enxerto hepático e da diferenciação de células в em ratos diabéticos induzidos por estreptozocina. Cell Transplantation, 21(5), 9971009.

125. Hosoya, M. (2012). Produção de células в pancreáticas a partir de células iPS humanas com pequenas moléculas. Islets, 4(3), 249-252

126. Hu, B. Y., Weick, J. P., Yu, J., Ma, L. X., Zhang, X. Q., Thomson, J. A. & Zhang, S. C. (2010). A diferenciação neural das células estaminais pluripotentes induzidas humanas segue os princípios do desenvolvimento, mas com uma potência diferente. Proc Natl Acad Sci U S A, 107(9), 4335-4340.

127. Huang, K., Zhang, C., Zhang, X. W., Bao, J. P. & Wu, L. D. (2011). Efeito da desidroepiandrosterona na expressão da aggrecanase na cartilagem articular num modelo de osteoartrite em coelhos. Relatórios de biologia molecular, 38(5), 3569-3572.

128. Huang, G. T. J., Sonoyama, W., Liu, Y., Liu, H., Wang, S. & Shi, S. (2008). O tesouro escondido na papila apical: o papel potencial na regeneração da polpa/dentina e na engenharia biorrotativa. Jornal de Endodontia, 34(6), 645-651.

129. Hui, H., Tang, Y., Hu, M. & Zhao, X. (2011, agosto). Células estaminais: caraterísticas e propriedades gerais. Células estaminais na clínica e na investigação (pp. 1-21). INTECH.

130. Hulsmann, J., Aubin, H., Kranz, A., Godehardt, E., Munakata, H., Kamiya, H., Barth, M., Lichtenberg, A. & Akhyari, P. (2013). Um novo sistema de biorreator modular personalizável para cultivo de coração inteiro sob estimulação biomecânica 3D controlada. Journal of Artificial Organs, 16(3), 294-304.

131. Imaizumi, M., Sato, Y., Yang, D. T. & Thibeault, S. L. (2013). Diferenciação epitelial in vitro de células estaminais pluripotentes induzidas humanas para engenharia de tecidos de pregas vocais. Annals of Otology, Rhinology & Laryngology, 122(12), 737-747.

132. Izumikawa, M., Minoda, R., Kawamoto, K., Abrashkin, K. A., Swiderski, D. L., Dolan, D. F., Brough, D.E. & Raphael, Y. (2005). Substituição de células ciliadas auditivas e melhoria da audição através da terapia génica Atoh1 em mamíferos surdos. Nature medicine, 11(3), 271-276.

133. Jaganathan, B. G. & Bonnet, D. (2012). As células estromais mesenquimais humanas senescem com OCT4 exógeno. Cytotherapy, 14(9), 1054-1063.

134. Jang, Y. Y. & Sharkis, S. J. (2004). Metamorfose de células estaminais primitivas derivadas da medula óssea em células hepáticas funcionais. Cell Cycle, 3(8), 978-980.

135. Jeon, K., Lim, H., Kim, J. H., Thuan, N. V., Park, S. H., Lim, Y. M., Choi,H.Y., Lee,E.R., Kim,J.H., Lee, M.S. & Cho, S. G. (2012). Diferenciação e transplante de células beta pancreáticas funcionais a partir de células estaminais pluripotentes induzidas derivadas de um modelo de rato com diabetes tipo 1. Células estaminais e desenvolvimento, 21(14), 2642-2655.

136. Jernvall, J. & Thesleff, I. (2000). Reiterative signalling and pattern formation during tooth morphogenesis in mammals. Mechanisms of development, 92(1), 19-29.

137. Jiang, M., Lv, L., Ji, H., Yang, X., Zhu, W., Cai, L., Gu, X., Chai, C., Huang, S., Sun, J. & Dong, Q. (2011). Indução do transplante de células estaminais pluripotentes para o tratamento do AVC isquémico. Molecular and Cellular Biochemistry, 354(1-2), 67-75.

138. Jo, H., Park, J. S., Kim, E. M., Jung, M. Y., Lee, S. H., Seong, S. C., Park, S.C., Kim, H. J. & Lee, M. C. (2003). Os efeitos in vitro da dehidroepiandrosterona nos condrócitos osteoartríticos humanos. Osteoarthritis and cartilage, 11(8), 585-594.

139. Johnson, K. W., Dooner, M. & Quesenberry, P. J. (2007). Fluorescence-activated cell sorting: a window to the stem cell. Curr Pharm Biotechnol, 8, 133-139.

140. Johnson, P. J., Tatara, A., Shiu, A., & Sakiyama-Elbert, S. E. (2009). A libertação controlada de neurotrofina-3 e do fator de crescimento derivado das plaquetas de andaimes de fibrina contendo células progenitoras neurais aumenta a sobrevivência e a diferenciação em neurónios num modelo subagudo de SCI. Cell Transplantation, 19(1), 89-101.

141. Jongkamonwiwat, N., Zine, A. & Rivolta, M. (2010). Terapia baseada em células estaminais no ouvido interno: tipos de células doadoras adequadas e rotas de transplante. Alvos de drogas atuais, 11 (7), 888-897.

142. Kajbafzadeh, A.M., Javan-Farazmand, N., Monajemzadeh, M. & Baghayee, A. (2013). Determinação do protocolo ideal de descelularização e esterilização para a preparação de um andaime de tecido hepático de tamanho humano. Tissue Eng Part C, 19:642-51.

143. Kalervo Vaananen, H. (2005). Células estaminais mesenquimais. Annals of medicine, 37(7), 469-479.

144. Karimi-Abdolrezaee, S., & Eftekharpour, E. (2012). Células estaminais e reparação de lesões na espinal medula. Em Biologia Regenerativa da Coluna Vertebral e da Medula Espinhal (pp. 53-73). Springer New York.

145. Katari, R., Peloso, A., Zambon, J. P., Soker, S., Stratta, R. J., Atala, A. & Orlando, G. (2014). Bioengenharia renal com andaimes derivados de rins humanos. Nephron Experimental Nephrology, 126(2), 119-124.

146. Kavanagh, D. M., Kersaudy-Kerhoas, M., Dhariwal, R. S. & Desmulliez, M. P. Y. (2010). Técnicas actuais e futuras para a separação de células fetais do sangue materno. J Chromatogr B, 878, 1905-1911.

147. Kawai, H., Yamashita, T., Ohta, Y., Deguchi, K., Nagotani, S., Zhang, X., Ikeda, Y., Matsuura, T. & Abe, K. (2010). Tumorigénese tridérmica de células estaminais pluripotentes induzidas transplantadas para o cérebro isquémico. Journal of Cerebral Blood Flow & Metabolism, 30(8), 1487-1493.

148. Kawamoto, K., Ishimoto, S. I., Minoda, R., Brough, D. E. & Raphael, Y. (2003). A transferência do gene Math1 gera novas células ciliadas cocleares em cobaias maduras in vivo. Journal of Neuroscience, 23(11), 4395-4400.

149. Kawasaki, H., Mizuseki, K., Nishikawa, S., Kaneko, S., Kuwana, Y., Nakanishi, S., Nishikawa, S.I. & Sasai, Y. (2000). Indução de neurónios dopaminérgicos do mesencéfalo a partir de células ES por atividade induzida por células estromais. Neuron, 28(1), 31-40.

150. Keating, A. (2006). Mesenchymal stromal cells. Curr Opin Hematol,13(6), 419-425.

151. Keirstead, S. H., Nistor, G., Bernal, G., Totoiu, M., Cloutier, F., Sharp, K. & Steward, O. (2005). Human embryonic stem cell-derived oligodendrocyte progenitor cell grafts remyelinise and restore locomotion after spinal cord injury. J Neurosci, 25(19), 705-4694

152. Kim, B. S., Baez, C. E. & Atala, A. (2000). Biomaterials for tissue engineering. World J Urol, 18:2-9.

153. Kim, J. J., Kido, Y., Scherer, P. E., White, M. F., & Accili, D. (2007). Análise da resposta compensatória das células в em ratos com mutações combinadas de Insr e Irs2. American Journal of Physiology-Endocrinology and Metabolism, 292(6), E1694-E1701.

154. Kim, J., Efe, J. A., Zhu, S., Talantova, M., Yuan, X., Wang, S., Lipton, S.A., Zhang, K. & Ding, S. (2011). Reprogramação direta de fibroblastos de ratinho em células progenitoras neurais. Actas da Academia Nacional das Ciências, 108(19), 7838-7843.

155. Kim, S. U., Nagai, A., Nakagawa, E., Choi, H. B., Bang, J. H., Lee, H. J., Lee,M.A., Lee,Y. B. & Park, I. H. (2008). Geração e caraterização de uma linha de células estaminais neurais humanas imortais com propriedades de diferenciação multipotente. Neural Stem Cells: Methods and Protocols, 103-121.

156. KO, I. K., Peng, L., Peloso, A., Smith, C. J., Dhal, A. & Deegan, D. B., Zimmerman, C., Clouse ,C., Zhao ,W., & Shupe,T.H.(2015). Fígados suínos transplantáveis de bioengenharia com vasculatura reendotelizada. Biomaterials, 40:72-9.

157. Kon, E., Filardo, G., Roffi, A., Andriolo, L. & Marcacci, M. (2012). Novas tendências para a regeneração da cartilagem do joelho: dos suportes sem células às células estaminais mesenquimais. Revisões actuais em medicina musculoesquelética, 5(3), 236-243.

158. Kondziolka, D. & Wechsler, L. (2008). Stroke repair by cell transplantation: neuronal cells, neuroprogenitor cells and stem cells. Neurosurgical Focus, 24(3-4), E13.

159. Konno, M., Hamabe, A., Hasegawa, S., Ogawa, H., Fukusumi, T., Nishikawa, S., Ohta, K., Kano, Y., Ozaki, M., Noguchi,Y., Sakai, D., Kudoh, T., Kawamoto, K., Eguchi, H., Satoh,T., Tanemura, M., Nagano, H., Doki,Y., Mori, M. & Ishii, H. (2013). Células estaminais mesenquimais derivadas do tecido adiposo e medicina regenerativa. Desenvolvimento, Crescimento e Diferenciação, 55(3), 309-318.

160. Kroon, E., Martinson, L. A., Kadoya, K., Bang, A. G., Kelly, O. G., Eliazer, S., Young, H., Richardson, M., Smart, N. G., Cunningham, J., Agulnick, A. D., D'Amour, K. A.,

Carpenter, M. K. & Baetge, E. E. (2008). O endoderma pancreático derivado de células estaminais embrionárias humanas produz células secretoras de insulina sensíveis à glicose in vivo. Nat. Biotechnol. 26, 443-452.

161. Kubo, A., Shinozaki, K., Shannon, J. M., Kouskoff, V., Kennedy, M., Woo, S., Fehling, H. J. & Keller, G. (2004). Desenvolvimento do endoderma definitivo a partir de células estaminais embrionárias em cultura. Development, 131, 1651-1662.

162. Kumar, A. & Bhardwaj, A. (2008). Métodos de separação de células para aplicações biomédicas: Cryogels as a new tool. Biomedical Materials, 3(3), 034008.

163. Lagasse, E., Connors, H., Al-Dhalimy, M., Reitsma, M., Dohse, M., Osborne, L., Wang, X., Finegold, M., Weissman, I.L., & Grompe, M. (2000). As células estaminais hematopoiéticas purificadas podem diferenciar-se em hepatócitos in vivo. Nature medicine, 6(11), 1229-1234.

164. Lang, A. E., & Lozano, A. M. (1998). Parkinson's disease. New England Journal of Medicine, 339(15), 1044-1053.

165. Lau, J., Kawahira, H., & Hebrok, M. (2006). Sinalização Hedgehog no desenvolvimento e doença pancreática. Cell Mol. Life Sci, 63, 642-652.

166. Laughlin, M. J., Barker, J., Bambach, B., Koc, O. N., Rizzieri, D. A., Wagner, J. E., Gerson,S.L., Lazarus,H.M., Cairo, Mitchell, Stevens,C.E., Rubinstein, P., & Kurtzberg, J.(2001). Haematopoietic transplantation and survival in adult recipients of cord blood from unrelated donors. New England Journal of Medicine, 344(24), 1815-1822.

167. Lazic, S. E., & Barker, R. A. (2003). The future of cell-based transplantation therapies for neurodegenerative diseases. Journal of hematotherapy & stem cell research, 12(6), 635-642.

168. Lee, H., Shamy, G. A., Elkabetz, Y., Schofield, C. M., Harrsion, N. L., Panagiotakos, G., Socci, N.D. Tabar, V., & Studer, L. (2007). Diferenciação orientada e transplante de neurónios motores derivados de células estaminais embrionárias humanas. Stem cells, 25(8), 1931-1939.

169. Lee, J. S., Hong, J. M., Moon, G. J., Lee, P. H., Ahn, Y. H., & Bang, O. Y. (2010). Um estudo de acompanhamento a longo prazo do transplante intravenoso de

células estaminais mesenquimais autólogas em doentes com AVC isquémico. Stem Cells, 28(6), 1099-1106.

170. Lee, R. H., Seo, M. J., Reger, R. L., Spees, J. L., Pulin, A. A., Olson, S. D., & Prockop, D. J. (2006). As células estromais multipotentes derivadas da medula óssea humana colocalizam e promovem a reparação das ilhotas pancreáticas e dos glomérulos renais em ratinhos diabéticos NOD/scid. Actas da Academia Nacional das Ciências, 103(46), 17438-17443

171. Li, J. Y., Christophersen, N. S., Hall, V., Soulet, D. & Brundin, P. (2008). Critical issues in human embryonic stem cell clinical therapy for brain repair (Questões críticas na terapia clínica com células estaminais embrionárias humanas para reparação cerebral). Trends Neurosci, 31, 146-153.

172. Lin, K., Fu, T., Wu, C. & Hsieh, C. (2011). Avaliação da qualidade de vida específica do AVC para medição de resultados na reabilitação do AVC: alteração mínima detetável e diferença clinicamente importante. Health Qual Life Outcomes, 9, 5-9.

173. Lin, P., Chan, W. C., Badylak, S. F., & Bhatia, S. N. (2004). Avaliação de biomatriz derivada de fígado porcino para engenharia de tecido hepático. Tissue Engineering, 10(7-8), 1046-1053.

174. Li, X., Romain, R. D., Park, D., Scadden, D. T., Merchant, J. L., & Arnaout, M. A. (2014). A hematopoiese de estresse é regulada pelo fator de transcrição semelhante a Kruppel ZBP-89. Células-tronco, 32 (3), 791-801.

175. Lindvall, O., Brundin, P., Widner, H., Rehncrona, S., Gustavii, B., Frackowiak, R., Leenders, K.L., Sawle, G., Rothwell, J.C., Marsden, D., & Bjorklund, A. (1990). Transplantes de neurónios dopaminérgicos fetais sobrevivem e melhoram a função motora na doença de Parkinson. Science, 247(4942), 574-577.

176. Lindvall, O. (2003). Stem cells for the cell therapy of Parkinson's disease (Células estaminais para a terapia celular da doença de Parkinson). Pharmacological Research, 47(4), 279-287.

177. Lu, P., Jones, L. L., Snyder, E. Y. & Tuszynski, M. H. (2003). As células estaminais neurais segregam constitutivamente factores neurotróficos e promovem um crescimento axonal extenso após lesão da medula espinal. Exp Neurol, 181(2), 115-129

178. Lujan, E., Chanda, S., Ahlenius, H., Sudhof, T. C., & Wernig, M. (2012). Conversão direta de fibroblastos de camundongo em células progenitoras neurais tripotentes auto-renováveis. Actas da Academia Nacional de Ciências, 109(7), 2527-2532.

179. Lumelsky, N., Blondel, O., Laeng, P., Velasco, I., Ravin, R., & McKay, R. (2001). Differentiation of embryonic stem cells into insulin-secreting structures resembling pancreatic islets. Science, 292(5520), 1389-1394

180. Macchiarini, P., Jungebluth, P., Go, T., Asnaghi, M. A., Rees, L. E., Cogan, T. A., Dodson.A. Martorell. J., Bellini.S., Parnigotto, P.P., Dickinson, S. C., Hollander, A.P., Mantero, S., Conconi, M.T., & Birchall, M.A. (2008). Transplante clínico de uma via aérea com engenharia de tecidos. The Lancet, 372(9655), 2023-2030.

181. Mack, G. S. (2011). ReNeuron e Stem Cells recebem luz verde para ensaios com células estaminais neurais. Nature biotechnology, 29(2), 95-97.

182. Maehr, R., Chen, S., Snitow, M., Ludwig, T., Yagasaki, L., Goland, R., Leibel, R. L. & Melton, D. A. (2009). Geração de células estaminais pluripotentes de pacientes com diabetes tipo 1. Proc. Natl Acad. Sci. USA, 106, 15768-15773

183. Mann, D. L., Zipes, D. P., Libby, P., & Bonow, R. O. (2014). Doença cardíaca de Braunwald: Um livro didático de medicina cardiovascular. Elsevier Ciências da Saúde.

184. March, S., Hui, E. E., Underhill, G.H., Khetani, S., & Bhatia, S. N. (2009). Microenvironment regulation of the sinuosoidal endothelial cell phenotype in vitro.Hepatology, 50:920-8.

185. Marchetto, M. C., Carromeu, C., Acab, A., Yu, D., Yeo, G. W., Mu, Y., Chen,G., Gage,F.H & Muotri, A. R. (2010). Um modelo para o desenvolvimento neuronal e tratamento da síndrome de Rett utilizando células estaminais pluripotentes induzidas humanas. Cell, 143(4), 527-539.

186. Martin, G. (1981). Isolamento de uma linha celular pluripotente a partir de embriões precoces de ratinho cultivados em meio condicionado por células estaminais de teratocarcinoma. Proc Natl Acad Sci USA, 78(12), 7634-8.

187. McLean, A. B., D'Amour, K. A., Jones, K. L., Krishnamoorthy, M., Kulik, M. J., Reynolds, D. M., Sheppard, A. M., Liu, H., Xu, Y., Baetge, E. E. & Dalton, S. (2007). Activin a efficiently specifies the definitive endoderm of human embryonic stem cells only when phosphatidylinositol 3-kinase signalling is suppressed. Stem Cells, 25, 29-38.

188. Michael, J. W., Schluter-Brust, K. U., & Eysel, P. (2010). Epidemiologia, etiologia, diagnóstico e tratamento da osteoartrite do joelho. Dtsch Arztebl Int, 107(9), 152-62.

189. Minas, T. (1998). O papel das técnicas de reparação da cartilagem, incluindo o transplante de condrócitos, na lesão focal da cartilagem do joelho. Curso de Palestras, 48, 629-643.

190. Mothe, A. J. & Tator, C. H. (2012). Avanços na terapia com células estaminais para lesão da medula espinhal. J. Clin. Invest. , 122(11), 3824-2834.

191. Mothe, A. J., Zahir, T., Santaguida, C., Cook, D. & Tator, C. H. (2011). As células estaminais/progenitoras neurais da medula espinal humana adulta são multipotentes e auto-renováveis e diferenciam-se após o transplante. PLoS One, 6(11), 27079.

192. Mummery, C., Ward, D., Van Den Brink, C. E., Bird, S. D., Doevendans, P. A.,

Opthof, T., De La Riviere,A.B., Tertoolen,L., Der Heyden,M.V., & Pera, M. (2002). Cardiomyocyte differentiation of mouse and human embryonic stem cells. Journal of Anatomy, 200(3), 233-242.

193. Murry, C. E., & Keller, G. (2008). Diferenciação de células estaminais embrionárias em populações clinicamente relevantes: Lessons from Embryonic Development. Cell, 132 (4), 661-680.

194. Miranda, J. P., Leite, S. B., Muller-Vieira, U., Rodrigues, A., Carrondo, M. J., & Alves, P. M. (2008). Rumo a uma cultura in vitro de hepatócitos funcionais expandidos. Tissue Engineering Part C: Methods, 15(2), 157-167.

195. Mirmalek-Sani, S. H., Sullivan, D. C., Zimmerman, C., Shupe, T. D., & Petersen, B. E. (2013). Imunogenicidade do fígado porcino descelularizado para tecido hepático de bioengenharia. Am. J. Pathol. 183, 558-565.

196. Miura, M., Gronthos, S., Zhao, M., Lu, B., Fisher, L. W., Robey, P. G., & Shi, S. (2003). SHED: Células estaminais de dentes decíduos esfoliados humanos. Proceedings of the National Academy of Sciences, 100(10), 5807-5812.

197. Naujok, O., Francini, F., Picton, S., Bailey, C. J., Lenzen, S. & Jorns, A. (2009). Alterações na expressão genética e na morfologia das células estaminais embrionárias de ratinho durante a diferenciação em células produtoras de insulina in vitro e in vivo. Diabetes Metab. Res. Rev., 25, 464-476.

198. Nakao, K., Morita, R., Saji, Y., Ishida, K., Tomita, Y., Ogawa, M., Saitoh, M. Tomooka, Y., & Tsuji, T. (2007). O desenvolvimento de um método para a germinação de órgãos de bioengenharia. Nature methods, 4(3), 227-230.

199. Nakayama, K. H., Batchelder, C. A., Lee, C. I., & Tarantal, A. F. (2010). Decellularised rhesus monkey kidney as a three-dimensional scaffold for renal tissue engineering. Tissue Eng. Parte A 16, 2207-2216.

200. Namiri, M., Baharvand, H., & Aghdami, N. (2011). Métodos de isolamento de células estaminais da medula óssea: análise comparativa. Cell, 12(4), 439-446.

201. Nehme, R., & Madison, J. M. (novembro de 2014). De células-tronco pluripotentes humanas a neurônios: promessas e armadilhas. eLS. John Wiley & Sons, Ltd.

202. Nelson, T. J., Martinez-Fernandez, A., Yamada, S., Perez-Terzic, C., Ikeda, Y., & Terzic, A. (2009). Repair of acute myocardial infarction by human induced pluripotent stem cells with stem factors. Circulation, 120(5), 408-416.

203. Nichols, J. E., Niles, J., Riddle, M., Vargas, G., Schilagard, T., Ma, L., et al. (2013). Fabricação e avaliação de andaimes de pulmão porcino e humano descelularizados. Tissue Eng. Parte A 19, 2045-2062.

204. Nistor, G. I., Totoiu, M. O., Haque, N., Carpenter, M. K. & Keirstead, H. S. (2005). As células estaminais embrionárias humanas diferenciam-se em oligodendrócitos com elevada pureza e mielinizam-se após o transplante da medula

espinal. Glia, 49, 385-396.

205. Nomura, H., Zahir, T., Kim, H., Katayama, Y., Kulbatski, I., Morshead, C. M., Shoichet, M.S & Tator, C. H. (2008). Os canais de quitosano extramedulares promovem a sobrevivência de células estaminais e progenitoras neurais transplantadas e formam uma ponte de tecido após a transecção completa da medula espinal. Tissue Engineering Part A, 14(5), 649-665.

206. Noth, U., Steinert, A. F., & Tuan, R. S. (2008). Perspetiva da tecnologia: células estaminais mesenquimais adultas para a terapia da osteoartrite. Nature Clinical Practice Rheumatology, 4(7), 371380.

207. Ohgushi, H., Kotobuki, N., Funaoka, H., Machida, H., Hirose, M., Tanaka, Y., & Takakura, Y. (2005). Tissue engineered ceramic artificial joint - Ex vivo osteogenic differentiation of patient mesenchymal cells on total ankle joints for the treatment of osteoarthritis. Biomaterials, 26(22), 4654-4661.

208. Ohnishi, S., Ohgushi, H., Kitamura, S., & Nagaya, N. (2007). Células estaminais mesenquimais para o tratamento da insuficiência cardíaca. International Journal of Haematology, 86(1), 17-21.

209. Okabe, S., Forsberg-Nilsson, K., Spiro, A. C., Segal, M., & McKay, R. D. (1996). Desenvolvimento de células progenitoras neuronais e neurónios pós-mitóticos funcionais a partir de células estaminais embrionárias in vitro. Mechanisms of Development, 59(1), 89-102.

210. Okita, K., Nakagawa, M., Hyenjong, H., Ichisaka, T., e Yamanaka, S. (2008). Geração de células estaminais pluripotentes induzidas em ratos sem vectores virais. Science 322, 949-953.

211. Olson, H. E., Rooney, G. E., Gross, L., Nesbitt, J. J., Galvin, K. E., Knight, A., Chen, B.K., Yaszemski, M.J & Windebank, A. J. (2009). Scaffolds de polímero biodegradável carregados com células estaminais neurais e células de Schwann suportam a regeneração axonal na medula espinal transectada. Tissue Engineering Part A, 15(7), 1797-1805.

212. Orlando, G., Booth, C., Wang, Z., Totonelli, G., Ross, C. L., & Moran, E., et al. (2013). Rins humanos descartados como fonte de andaimes ECM para tecnologias de regeneração renal. Biomaterials 34, 5915-5925.

213. Osaka, M., Honmou, O., Murakami, T., Nonaka, T., Houkin, K., Hamada, H. & Kocsis, J. D. (2010). A administração intravenosa de células estaminais mesenquimais derivadas da medula óssea após lesão contusiva da medula espinal melhora o resultado funcional. Brain Res, 1343, 226-235.

214. Ostenfeld, T., Joly, E., Tai, Y. T., Peters, A., Caldwell, M., Jauniaux, E. & Svendsen, C. N. (2002). Regional specification of rodent and human neurospheres (Especificação regional de neuroesferas de roedores e humanas). Brain Res Dev Brain Res, 134(1-2), 43-55.

215. Ott, H. C., Clippinger, B., Conrad, C., Schuetz, C., Pomerantseva, I., Ikonomou, L., Kotton, D., & Vacanti, J. P. (2010). Regeneração e transplante ortotópico de um pulmão bioartificial. Nature medicine, 16(8), 927-933.

216. Ott, H. C., Matthiesen, T. S., Goh, S. K., Black, L. D., Kren, S. M., Netoff, T. I., & Taylor, D. A. (2008). Matriz descelularizada por perfusão: usando a plataforma da natureza para projetar um coração bioartificial. Nature Medicine, 14(2), 213-221.

217. Pappas, D., & Wang, K. (2007). Cellular separations: a review of new challenges in analytical chemistry. analytica chimica ata, 601(1), 26-35.

218. Parati, E. A., Bez, A., Ponti, D., Sala, S., Pozzi, S., & Pagano, S. F. (2003). Células estaminais neurais. Caraterísticas biológicas e potencial terapêutico na doença de Parkinson. Journal of Neurosurgical Sciences, 47(1), 8-17.

219. Park, K. I., Teng, Y. D., & Snyder, E. Y. (2002). O cérebro lesionado interage reciprocamente com células estaminais neurais suportadas por andaimes para restaurar o tecido perdido. Nature biotechnology, 20(11), 1111-1117.

220. Park, D. H., Lee, J. H., Borlongan, C. V., Sanberg, P. R., Chung, Y. G., & Cho, T. H. (2011). Transplante de células estaminais derivadas do sangue do cordão umbilical para o tratamento da lesão da medula espinhal. Stem Cell Reviews and Reports, 7(1), 181-194.

221. Park, S. Y., Park, J., Sim, S. H., Sung, M. G., Kim, K. S., Hong, B. H., & Hong, S. (2011). Diferenciação melhorada de células estaminais neurais humanas em neurónios em grafeno. Materiais Avançados, 23(36).

222. Parr, A. M., Tator, C. H., & Keating, A. (2007). Células estromais mesenquimais derivadas da medula óssea para reparação de lesões do sistema nervoso central. Bone marrow transplantation, 40(7), 609-619.

223. Parr, A. M., Kulbatski, I., Zahir, T., Wang, X., Yue, C., Keating, A., & Tator, C. H. (2008). As células estaminais/progenitoras neurais derivadas da medula espinal adultas transplantadas promovem a recuperação funcional precoce após lesão da medula espinal em ratos. Neuroscience, 155(3), 760-770.

224. Paul, C., Samdani, A. F., Betz, R. R., Fischer, I., & Neuhuber, B. (2009). Transplante de células estromais da medula óssea humana para lesão da medula espinhal: uma comparação dos métodos de entrega. Spine, 34(4), 328.

225. Perin, L., Giuliani, S., Jin, D., Sedrakyan, S., Carraro, G., Habibian, R., Warburton, D., Atala, A., & De Filippo, R. E. (2007). Diferenciação renal de células estaminais do líquido amniótico. Cell Proliferation, 40(6), 936-948.

226. Perrier, L. A., Tabar, V., Barberi, T., Rubio, E. M., Bruses, J., Topf, N., Harrison, L. N. & Studer, L. (2004). Derivação de neurónios dopaminérgicos do mesencéfalo a partir de células estaminais embrionárias humanas. Proc. Natl. Acad. Sci. USA, 101, 12543-12548.

227. Piao, J. H., Odeberg, J., Samuelsson, E. B., Kjaeldgaard, A., Falci, S., Seiger, A., Sundstrom, E. & Akesson, E. (2006). Cellular composition of long-term neurosphere cultures from human spinal cord and forebrain. J Neurosci Res, 84(3), 471-482.

228. Pluchino, S., Zanotti, L., Rossi, B., Brambilla, E., Ottoboni, L., Salani, G., Martinello, M., Cattalin, A., Bergami, A., Furlan, R., Comi, G., Constantin, G., &Martino, G. (2005). As células progenitoras multipotentes derivadas da neuroesfera promovem a neuroprotecção através de um mecanismo imunomodulador. Nature, 436(7048), 266-271.

229. Powers, J. M., & Trobridge, G. D. (2013). Identificação de genes para transplante de células estaminais hematopoiéticas em ensaios de terapia genética. Jornal de investigação e terapia com células estaminais, 2013 (Suplemento 3), S3-004.

230. Price, A. P., England, K. A., Matson, A. M., Blazar, B. R., & Panoskaltsis-Mortari, A. (2010). Desenvolvimento de um sistema de biorreator pulmonar descelularizado para bioengenharia pulmonar: recarregando a matriz. Tissue Engineering Part A, 16(8), 2581-2591.

231. Puppi, J., Tan, N., Mitry, R. R., Hughes, R. D., Lehec, S., Mieli-Vergani, G., Karani, .J., Champion, M.P., Heaton ,N., Mohamed, R., & Dhawan, A. (2008). Transplante de hepatócitos seguido de transplante adicional de fígado - um novo tratamento para a deficiência de ornitina transcarbamilase. American Journal of Transplantation, 8(2), 452457.

232. Ramasamy, R., Lam, E. W., Soeiro, I., Tisato, V., Bonnet, D. & Dazzi, F. (2007). As células estaminais mesenquimais inibem a proliferação de células tumorais e a apoptose: Efeitos no crescimento tumoral in vivo. Leucemia, 21(2), 304-310.

233. Reubinoff, B. E., Itsykson, P., Turetsky, T., Pera, M. F., Reinhartz, E., Itzik, A., & Ben-Hur, T. (2001). Neural progenitor cells from human embryonic stem cells, Nature biotechnology, 19(12), 1134-1140.

234. Reynolds, B.A., e Weiss, S. (1992). Generation of neurons and astrocytes from isolated cells of the adult mammalian central nervous system. Science 255, 1707-1710.

235. Rhee, Y. H., Ko, J. Y., Chang, M. Y., Yi, S. H., Kim, D., Kim, C. H., ... & Lee, S. H. (2011). As células iPS humanas baseadas em proteínas geram eficientemente neurónios dopaminérgicos funcionais e podem tratar um modelo de rato da doença de Parkinson. The Journal of clinical investigation, 121(6), 2326-2335.

236. Rhim, J. A., Sandgren, E. P., Degen, J. L., Palmiter, R. D., & Brinster, R. L. (1994). Substituição de um fígado de rato doente por transplante de células hepáticas. SCIENCE-NEW YORK THEN WASHINGTON-, 1149-1149.

237. Ribeiro, J., Nordlinger, B., Ballet, F., Cynober, L., Coudray-Lucas, C., Baudrimont, M., ... & Panis, Y. (1992). O transplante hepatocelular intra-esplénico corrige a encefalopatia hepática em ratos com desvio portacaval.Hepatology, 15(1),12-18.

238. Roger, V.L., Go, A.S., & Lloyd-Jones, D.M. (2012) Heart disease and strokeStatistics- 2012 update: a report from the American Heart Association.Circulation. , 125:e2-220.

239. Ronaghi, M., Erceg, S., Moreno-Manzano, V. & Stojkovic, M. (2010). Desafios da terapia com células estaminais na lesão da medula espinal: Células estaminais

embrionárias humanas, células estaminais neurais endógenas ou células estaminais pluripotentes induzidas? Stem Cells, 28, 93-99.

240. Ross, E. A., Williams, M. J., Hamazaki, T., Terada, N., Clapp, W. L., & Adin, C., et al. (2009). As células estaminais embrionárias proliferam e diferenciam-se quando semeadas em andaimes renais. J. Am. Soc. Nephrol. 20, 2338-2347.

241. Roy, S. N., Cleren, C., Singh, K. S., Yang, L., Beal, M. F. & Goldman, S. A. (2006). Transplante funcional de neurónios dopaminérgicos derivados de células ES humanas enriquecidos por cocultura com astrócitos do mesencéfalo imortalizados por telomerase. Nat. Med. , 12, 1259-1268.

242. Ryan, E. A., Lakey, J. R., Rajotte, R. V., Korbutt, G. S., Kin, T., Imes, S., Rabinovitch, A., Elliott, J. F., Bigam, D., Kneteman, N. M., Warnock, G. L., Larsen, I. & Shapiro, A. M. (2001). Resultados clínicos e secreção de insulina após transplante de ilhotas usando o protocolo de Edmonton. Diabetes, 50, 710-719.

243. Sakai, V. T., Zhang, Z., Dong, Z., Neiva, K. G., Machado, M. A. A. M., Shi, S., Santos,F.C., & Nor, J. E. (2010). SHED se diferenciam em odontoblastos funcionais e endotélio. Journal of Dental Research, 89(8), 791-796.

244. Salazar, D. L., Uchida, N., Hamers, F. P., Cummings, B. J. & Anderson, A. J. (2010). As células estaminais neurais humanas diferenciam-se e promovem a recuperação locomotora num modelo precoce de lesão medular crónica do rato NOD-scid. PLoS One, 5(8), 12272.

245. Sampson, W. J., Wilson, D. F., Wiebkin, O. W., & Kat, P. S. (2003). A distribuição dos remanescentes epiteliais de Malassez e a sua relação com os vasos sanguíneos do ligamento periodontal durante o desenvolvimento dentário em ratos. Australian Journal of Orthodontics, 19(2), 77.

246. Sei, K., Hiromitsu, N. & Mamoru, W. (2009). Células estaminais/progenitoras hepáticas e transplante de células estaminais para o tratamento de doenças hepáticas. Jornal de Gastroenterologia, 44(3), 167-172.

247. Sellam, J., & Berenbaum, F. (2010). O papel da sinovite na fisiopatologia e nos sintomas clínicos da osteoartrite. Nature Reviews Rheumatology, 6(11), 625-635.

248. Serralta, A., Donato, M. T., Orbis, F., Castell, J. V., Mir, J., & Gomez-Lechon, M. J. (2003). Functionality of cultured human hepatocytes from elective samples, cadaveric transplants and hepatectomies. Toxicology in vitro, 17(5), 769-774.

249. Serralta, A., Donato, M. T., Martinez, A., Pareja, E., Orbis, F., Castell, J. V., ... & Gomez-Lechon, M. J. (2005). Influência da solução de preservação no isolamento e cultura de hepatócitos humanos de transplantes de fígado. Cell Transplantation, 14(10), 837-843.

250. Shapiro, A. M., Lakey, J. R., Ryan, E. A., Korbutt, G. S., Toth, E., Warnock, G. L., Kneteman, N. M. & Rajotte, R. V. (2000). Transplante de ilhotas em sete pacientes com diabetes mellitus tipo 1 usando um regime de imunossupressão sem glicocorticóides. N. Engl. J. Med., 343, 230-238.

251. Shi, S., Bartold, P. M., Miura, M., Seo, B. M., Robey, P. G., & Gronthos, S.

(2005). A eficácia das células estaminais mesenquimais para a regeneração e reparação de estruturas dentárias. Orthodontics and Craniofacial Research, 8(3), 191-199.

252. Shiraki, N., Yoshida, T., Araki, K., Umezawa, A., Higuchi, Y., Goto, H., Kume, K. & Kume, S. (2008). Guided differentiation of embryonic stem cells into Pdx1-expressing region-specific definitive endoderm. Stem Cells, 26, 874-885.

253. Shirakigawa, N., Takei, T., & Ijima, H. (2013). Estrutura básica que consiste em uma rede de árvore vascular anendotelizada e hepatócitos para o desenvolvimento de todo o fígado. J. Biosci. Bioeng. 116, 740-745.

254. Sharp, J., Frame, J., Siegenthaler, M., Nistor, G. & Keirstead, S. H. (2010). Os enxertos de células progenitoras oligodendrócitos de células estaminais embrionárias humanas melhoram a recuperação após lesão da medula espinal cervical. Stem Cells, 28(1),152-163.

255. Shupe, T., Williams, M., Brown, A., Willenberg, B., & Petersen, B. E. (2010).Método para a descelularização de fígado de rato intacto. Organogénese 6, 134-136.

256. Si, Y., Zhao, Y., Hao, H., Liu, J., Guo, Y., Mu, Y., ... & Han, W. (2012). A infusão de células estaminais mesenquimais melhora a hiperglicemia em ratos diabéticos tipo 2 - Identificação de um novo papel na melhoria da sensibilidade à insulina. Diabetes, 61(6), 1616-1625.

257. Singla, D. K., Hacker, T. A., Ma, L., Douglas, P. S., Sullivan, R., Lyons, G. E., & Kamp, T. J. (2006). Transplante de células estaminais embrionárias para o coração infartado do rato: formação de múltiplos tipos de células. Journal of Molecular and Cellular Cardiology, 40(1), 195-200.

258. Smith, A. J., Cassidy, N., Perry, H., Begue-Kirn, C., Ruch, J. V., & Lesot, H. (2003). Dentinogénese reactiva. International Journal of Developmental Biology, 39(1), 273280.

259. Smith, A. J., & Lesot, H. (2001). Indução e regulação da dentinogénese da coroa: eventos embrionários como modelo para a reparação de tecidos dentários... Critical Reviews in Oral Biology & Medicine, 12(5), 425-437.

260. Song, H., Stevens, C. F., & Gage, F. H. (2002). A Astroglia induz a neurogénese a partir de células estaminais neurais adultas. Nature, 417(6884), 39-44.

261. Song, J. J., Guyette, J. P., Gilpin, S. E., Gonzalez, G., Vacanti, J. P., & Ott, H. C. (2013). Regeneração e transplante ortotópico experimental de um rim de bioengenharia. Nat Med 19, 646-651.

262. Soto-Guitierrez, A., Navarro-Alvarez, N., Yagi, H. & Yarmush, M. L. (2009) Stem cells for liver repopulation. Curr Opin Organ Trans, 14(6), 667-73.

263. Soto-Gutierrez, A., Yagi, H., Uygun, B. E., Navarro-Alvarez, N., Uygun, K., Kobayashi, N., Yang, Y., & Yarmush, M. L. (2010). Cell transport: from cell transplantation to organ engineering (Transporte celular: do transplante celular à engenharia de órgãos). Cell Transplantation, 19(6-1), 655-665.

264. Stadtfeld, M., Nagaya, M., Utikal, J., Weir, G. & Hochedlinger, K. (2008). Células estaminais pluripotentes induzidas geradas sem integração viral. Science, 322, 945-949.

265. Stafford, D., Hornbruch, A., Mueller, P. R. & Prince, V. E. (2004). Um papel conservado para a sinalização retinoide no desenvolvimento pancreático de vertebrados. Dev. Genes Evol. 214, 432441.

266. Strom, S. C., Chowdhury, J. R., & Fox, I. J. (1999). Transplante de hepatócitos para o tratamento de doenças humanas. In Seminars in liver disease (Vol. 19, No. 01, pp. 39-48). © 1999 by Thieme Medical Publishers, Inc.

267. Sullivan, D. C., Mirmalek-Sani, S. H., Deegan, D. B., Batista, P. M., Aboushwareb, T., & Atala, A., et al. (2012). Métodos de descelularização de rim porcino para o desenvolvimento de órgãos inteiros usando um sistema de alto rendimento. Biomaterials 33, 7756-7764.

268. Svendsen, C. N., ter Borg, M. G., Armstrong, R. J., Rosser, A. E., Chandran ,S., Ostenfeld, T. & Caldwell, M. A. (1998). Um novo método para o crescimento rápido e a longo prazo de células progenitoras neurais humanas. J Neurosci Methods, 85(2), 141-152.

269. Tada, S., Era, T., Furusawa, C., Sakurai, H., Nishikawa, S., Kinoshita, M., Nakao, K., Chiba, T. & Nishikawa, S. (2005). Characterisation of the mesendoderm: a crossover point of the definitive endoderm and mesoderm in embryonic stem cell differentiation culture. Development, 132, 4363-4374.

270. Tae-Hoon, L., & Yoon-Seok, L. (2012). Transplante de células-tronco embrionárias de camundongo após oclusão da artéria cerebral média. Ata Cirurgica Brasileira, 27(4), 333-339.

271. Takahashi, K., Tanabe, K., Ohnuki, M., Narita, M., Ichisaka, T., Tomoda, K., & Yamanaka, S. (2007). Indução de células estaminais pluripotentes a partir de fibroblastos humanos adultos por factores específicos. Cell, 131(5), 861-872.

272. Takahashi, K., & Yamanaka, S. (2006). Indução de células estaminais pluripotentes a partir de culturas de fibroblastos embrionários e adultos de rato através de factores definidos. Cell, 126(4), 663-676.

273. Tate, C. C., Shear, D. A., Tate, M. C., Archer, D. R., Stein, D. G. & LaPlaca, M. C. (2009). Os suportes de laminina e fibronectina melhoram o transplante de células estaminais neurais para o cérebro lesionado. J Tissue Eng Regen Med, 3, 208-217.

274. Tateishi, K., He, J., Taranova, O., Liang, G., D'Alessio, A. C. & Zhang, Y. (2008). Geração de clusters semelhantes a ilhas secretoras de insulina a partir de fibroblastos de pele humana. J. Biol. Chem., 283, 31601-31607.

275. Tator, C. H. (2006). Revisão dos ensaios de tratamento na lesão da espinal medula humana: questões, dificuldades e recomendações. Neurosurgery, 59(5), 957-982.

276. Tetzlaff, W., Okon, E. B., Karimi-Abdolrezaee, S., Hill, C. E., Sparling, J. S., Plemel, J. R., Plunet, W. T., Tsai, E. C., Baptiste, D., Smithson, L. J., Kawaja, M. D., Fehlings, M. G.& Kwon, B. K. (2011). Uma revisão sistemática das terapias de

transplante de células para lesão da medula espinhal. J Neurotrauma, 28(8), 1611-1682. Thiel, A., Scheffold, A. & Radbruch, A. (1998). A triagem imunomagnética de células atinge os seus limites.
Immunotechnology, 4, 89-96.

277. Theise, N. D., Badve, S., Saxena, R., Henegariu, O., Sell, S., Crawford, J. M., & Krause, D. S. (2000). Derivation of hepatocytes from bone marrow cells in mice after radiation-induced myeloablation (Derivação de hepatócitos de células da medula óssea em ratos após mieloablação induzida por radiação). Hepatology , 31(1), 235-240.

278. Bügel, S. (2001). O desenvolvimento de células estaminais neurais. Nature, 414(6859), 112-117.

279. Thiel, A., Scheffold, A. & Radbruch, A. (1998). Immunomagnetic cell sorting at the frontiers. Immunotechnology, 4, 89-96.

280. Thomalla, G., Sobesky, J., Kohrmann, M., Fiebach, J. B., Fiehler, J., Weber, O. Z., ... & Schellinger, P. D. (2007). Duas narrativas: Hemorrhagic Transformation but Not Parenchymal Hemorrhage After Thrombolysis Is Related to Severity and Duration of Ischemia MRI Study of Acute Stroke Patients Treated With Intravenous Tissue Plasminogen Activator Within 6 Hours. Stroke, 38(2), 313-318.

281. Thomson, J., Itskovitz-Eldor, J., Shapiro, S., Waknitz, M., Swiergiel, J., Marshall, V. & Jones, J. (1998). Linhas de células estaminais embrionárias de blastocistos humanos. Science, 282, 1145-7.

282. Tolar, J., Le Blanc, K., Keating, A. & Blazar, B. R. (2010). Visão geral concisa: Hitting the sweet spot with mesenchymal stromal cells. Stem Cells, 28(8), 1446-1455.

283. Touboul, T., Hannan, N. R., Corbineau, S., Martinez, A., Martinet, C., Branchereau, S., ... & Weber, A. (2010). Geração de hepatócitos funcionais a partir de células estaminais embrionárias humanas.

Células estaminais em condições quimicamente definidas que recapitulam o desenvolvimento do fígado.
Hepatologia, 51(5), 1754-1765.

284. Tsuji, O., Miura, K., Okada, Y., Fujiyoshi, K., Mukaino, M., Nagoshi, N., Kitamura, K., Kumagai, G., Nishino, M., Tomisato, S., Higashi, H., Nagai, T., Katoh, H., Kohda, K., Matsuzaki, Y., Yuzaki, M., Ikeda, E., Toyama, Y., Nakamura, M., Yamanaka, S. & Okano, H. (2010). Potencial terapêutico das células estaminais pluripotentes induzidas, devidamente avaliadas e seguras, para a lesão da medula espinal. Proc Natl Acad Sci U S A, 107(28), 1270412709.

285. Tucker, A., & Sharpe, P. (2004). The cutting-edge of mammalian development; how the embryo makes teeth. Nature Reviews Genetics, 5(7), 499-508.

286. Usach, V., Goitia, B., Lavalle, L., Martinez Vivot, R., & Setton-Avruj, P. (2011). Células mononucleares derivadas da medula óssea migram para o nervo ciático desmielinizado e se transdiferenciam em células de Schwann após lesão nervosa: Tentativa de um mecanismo de reparação intrínseco do sistema nervoso periférico.

Journal of Neuroscience Research, 89(8), 1203-1217.

287. Uygun, B. E., Soto-Gutierrez, A., Yagi, H., Izamis, M. L., Guzzardi, M. A., &
Shulman, C., et al. (2010). Reengenharia de órgãos pelo desenvolvimento de um
enxerto de fígado recelularizado transplantável usando uma matriz de fígado
descelularizada. Nat. Med. 16, 814-820.

288. Van Laake, L. W., Passier, R., Monshouwer-Kloots, J., Nederhoff, M. G., Ward-
van Oostwaard, D., Field, L. J., ... & Mummery, C. L. (2007). Monitorização da
terapia celular e avaliação da função cardíaca através de imagens de ressonância
magnética num modelo de rato de enfarte do miocárdio. Nature Protocols, 2(10),
2551-2567.

289. Vassilopoulos, G., Wang, P. R., & Russell, D. W. (2003). A medula óssea
transplantada regenera o fígado por fusão celular. Nature, 422(6934), 901-904.

290. Vazin, T., Chen, J., Lee, C. T., Amable, R. & Freed, W. J. (2008). Avaliação da
atividade indutora derivada do estroma na geração de neurónios dopaminérgicos a
partir de células estaminais embrionárias humanas. Stem cells, 26(6), 1517-1525.

291. Vescovi, A. L., Parati, E. A., Gritti, A., Poulin, P., Ferrario, M., Wanke, E.,
Frolichsthal-Schoeller, P., Cova, L., Arcellana-Panlilio, M., Colombo, A. & Galli,
R. (1999). Isolamento e clonagem de células estaminais multipotenciais do SNC
humano embrionário e estabelecimento de linhas de células estaminais neurais
humanas transplantáveis por estimulação epigenética. Exp Neurol, 156(1), 71-83.

292. Vierbuchen, T., Ostermeier, A., Pang, Z. P., Kokubu, Y., Sudhof, T. C., &
Wernig, M. (2010). Conversão direta de fibroblastos em neurónios funcionais por
factores definidos. Nature, 463(7284), 1035-1041

293. Villa, A., Snyder, E. Y., Vescovi, A., & Martinez-Serrano, A. (2000).
Estabelecimento e propriedades de uma linha de células estaminais neurais
permanentes dependentes de factores de crescimento do SNC humano.
Experimental Neurology, 161(1), 67-84.

294. Volponi, A. A., Pang, Y., & Sharpe, P. T. (2010). Reparação e regeneração
biológica de dentes com base em células estaminais. Tendências em Biologia
Celular, 20(12), 715-722.

295. Vorotnika, E., McIntosh, D., Dewilde, A., Zhang, J., Reing, J. E., & Zhang, L., et
al. (2010). Extracellular matrix products modulate endothelial and progenitor cell
migration and proliferation in vitro and stimulate regenerative healing in vivo.
Matrix Biol, 29:690-700.

296. Wakitani, S., Imoto, K., Yamamoto, T., Saito, M., Murata, N., & Yoneda, M.
(2002). Células mesenquimais derivadas da medula óssea, expandidas em cultura
autóloga humana, para reparação de defeitos de cartilagem em joelhos
osteoartríticos. Osteoarthritis and Cartilage, 10(3), 199206.

297. Wang, B., Wang, G., To, F., Butler, J. R., Claude, A., McLaughlin, R. M.,
Williams,L.N., Curry, A.L., & Liao, J. (2013). Engenharia de tecido cardíaco
baseada em andaimes do miocárdio: aplicação de estímulos mecânicos e elétricos
coordenados. Langmuir,29(35), 11109-11117.

298. Wang, X., Cui, J., Zhang, B. Q., Zhang, H., Bi, Y., & Kang, Q., et al. (2014). Os andaimes de fígado descelularizados suportam eficazmente a proliferação e a diferenciação.

299. Wang, X., Zhang, Z. & Yao, C. (2010). Surviv in is upregulated in myeloma cell lines co-cultured with mesenchymal stem cells. Leuk Res, 34(10), 1325-1329.

300. Warren, L., Manos, P. D., Ahfeldt, T., Loh, Y. H., Li, H., Lau, F., Ebina, W., Mandal, P. K., Smith, Z. D., Meissner, A., Daley, G. Q., Brack, A. S., Collins, J. J., Cowan, C., Schlaeger, T. M., & Rossi, D. J. (2010). Reprogramação altamente eficiente para pluripotência e diferenciação dirigida de células humanas com mRNA sintético modificado. Cell stem cell, 7(5), 618-630.

301. Wei, L., Cui, L., Snider, B. J., Rivkin, M., Steven, S. Y., Lee, C. S., ... & Choi, D. W. (2005). O transplante de células estaminais embrionárias com sobre-expressão de Bcl-2 promove a recuperação funcional após isquémia cerebral transitória.

302. Wernig, M., Zhao, J. P., Pruszak, J., Hedlund, E., Fu, D., Soldner, F., ... & Jaenisch, R. (2008). Neurónios derivados de fibroblastos reprogramados integram-se funcionalmente no cérebro fetal e melhoram os sintomas em ratos com doença de Parkinson. Actas da Academia Nacional de Ciências, 105(15), 5856-5861.

303. Weymann, A., Patil, N. P., Sabashnikov, A., Jungebluth, P., Korkmaz, S., Li, S. Veres,G., Soos,P., Ishtok,R., Chaimow,N., Patzold, I., Czerny,N., Schies,C., Schmack,B., Popov,R., Simon,A.R., Karck.M.,& Szabo,G. (2014). Coração bioartificial: um modelo suíno de tamanho humano - o caminho a seguir. PloS one, 9(11), e111591.

304. Willerth, M. S., Faxel, E. T., Gottlieb, I. D. & Sakiyama-Elbert, S. E. (2007). The effects of soluble growth factors on embryonic stem cell differentiation in fibrin scaffolds. Stem Cells, 25, 2235-2244.

305. Willerth, S. M., Rader, A. & Sakiyama-Elbert, S. E. (2008). O efeito do fornecimento controlado de factores de crescimento na diferenciação de células estaminais embrionárias em suportes de fibrina. Stem Cell Res, 1, 205-218.

306. Wolfe, R. A., Ashby, V. B., Milford, E. L., Ojo, A. O., Ettenger, R. E., & Agodoa, L.Y., et al (1999) . Comparação da mortalidade em todos os doentes em diálise, doentes em diálise a aguardar transplante e receptores de um primeiro transplante cadavérico. N Engl J Med , 341:1725-30.

307. Wong, R. S. Y. (2011). Células estaminais mesenquimais: Anjos ou demónios? J Biomed Biotechnol, 2011(2011), 1-8.

308. Wu, J., Du, Y., Watkins, S. C., Funderburgh, J. L., & Wagner, W. R. (2012). Engenharia de tecido da córnea humana organizada, direcionando espacialmente as células-tronco do estroma da córnea. Biomaterials, 33(5), 1343-1352.

309. Xu, C., Police, S., Rao, N., & Carpenter, M. K. (2002). Characterisation and enrichment of cardiomyocytes from human embryonic stem cells. Circulation research, 91(6), 501-508.

310. Yagi, H., Fukumitsu, K., Kukuda, K., Kitago, M., Shinoda, M., & Obara, O., et al.

(2013) . Bioengenharia de órgãos inteiros humanos para transplante de fígado: uma abordagem de medicina regenerativa. Cell Transplant,22:231-42.

311. Yamamoto, H., Kim, E. J., Cho, S. W., & Jung, H. S. (2003). Análise da formação de dentes por mesênquima dentário reagregado de embriões de rato. Journal of Electron Microscopy, 52(6), 559-566.

312. Yamane, J., Nakamura, M., Iwanami, A., Sakaguchi, M., Katoh, H., Yamada, M., Momoshima, S., Miyao, S., Ishii, K., Tamaoki, N., Nomura, T., Okano, J. H., Kanemura, Y., Toyama, Y. & Okano, H. (2010). Transplante de células estaminais neurais humanas com expressão de galectina-1 para a medula espinal lesionada de grandes símios adultos. J Neurosci Res, 88(7), 1394-1405.

313. Yan, J., Welsh, A. M., Bora, S. H., Snyder, E. Y. & Koliatsos, V. E. (2004). Diferenciação e efeitos trópicos/tróficos de progenitores neurais exógenos na medula espinal adulta. J Comp Neurol, 480(1),101-114.

314. Yan, J., Xu, L., Welsh, A. M., Hatfield, G., Hazel, T., Johe, K. & Koliatsos, V. E. (2007). Diferenciação neuronal abrangente de enxertos de células estaminais neurais humanas na medula espinal de ratos adultos. PLoS Med, 4(2), 39.

315. Yanagisawa, D., Qi, M., Kim, D. H., Kitamura, Y., Inden, M., Tsuchiya, D., ... & Akaike, A. (2006). Melhoria da disfunção dopaminérgica induzida por isquémia focal em ratos através do transplante estriatal de células estaminais embrionárias de ratinho. Neuroscience letters, 407(1), 74-79.

316. Yasunaga, M., Tada, S., Torikai-Nishikawa, S., Nakano, Y., Okada, M., Jakt, L. M., Nishikawa, S., Chiba, T., Era, T. & Nishikawa, S. (2005). Indução e monitorização da diferenciação da endoderme final e visceral de células ES de ratinho. Nat. Biotechnol. 23, 1542-1550.

317. Yin, F., Battiwalla, M., Ito, S., Feng, X., Chinian, F., Melenhorst, J. J., ... & Klotz, J. (2014). Células estromais mesenquimais derivadas da medula óssea para o tratamento de lesões teciduais em receptores de transplante de células estaminais alogénicas: correlação de marcadores biológicos com respostas clínicas. Stem Cells, 32(5), 1278-1288.

318. Ying, Nichols, J., Chambers, I. & Smith, A. (2003). BMP induction of Id proteins suppresses differentiation and maintains self-renewal of embryonic stem cells in co-operation with STAT3. Cell, 115(3), 281-292.

319. Yogi, T., Ito, D., Okada, Y., Hamamatsu, W., Nihei, Y., Yoshizaki, T., Yamanaka, S., Okano, H., Suzuki N. (2011). Modelação da doença de Alzheimer familiar com células estaminais pluripotentes induzidas. Hum Mol Genet, 20(23), 4530-9.

320. Young, H. E., Mancini, M. L., Wright, R. P., Smith, J. C., Black, A. C., Reagan, C. R. & Lucas, P. A. (1995). As células estaminais mesenquimais encontram-se no tecido conjuntivo de muitos órgãos. Dev Dyn, 202(2), 137-144.

321. Zambon , J. P., Magalhaes, R. S., Ko, I., Ross, C. L., Orlando, G., & Peloso, A., et al. (2014). Regeneração renal: onde estamos e o que o futuro nos reserva. World J Nephrol, 3:24-30.Zhao, C., Deng, W., & Gage, F. H. (2008). Mecanismos e implicações funcionais da neurogénese adulta. Cell, 132(4), 645-660.

322. Zhao, H., & Malhotra, S. V. (2002). Resolução enzimática de ésteres de aminoácidos com o líquido iónico trifluoroacetato de N-etilpiridínio. Biotechnology letters, 24(15), 12571259.

323. Zhang, J., Wilson, G. F., Soerens, A. G., Koonce, C. H., Yu, J., Palecek, S. P., ... & Kamp, T. J. (2009). Cardiomiócitos funcionais de células estaminais pluripotentes induzidas humanas. Circulation research, 104(4), e30-e41.

324. Zhang, Y. D., Zhi, C. H. E. N., Song, Y. Q., Chao, L. I. U., & Chen, Y. P. (2005). Making a tooth: growth factors, transcription factors and stem cells, Cell Research, 15(5), 301-316.

325. Zheng, Y., Balakrishnan,J., Lei,T.,Kim,H.R.,Song,Y., Kim, Y. J.,Kim,S.K., Ozyilmaz,B., Ahn,J., Hong,B.H.,&Iijima,S. (2010). Produção rolo a rolo de filmes de grafeno de 30 polegadas para eléctrodos transparentes. Nature nanotechnology, 5(8), 574-578.

326. Zhou, T., Benda, C., Dunzinger, S., Huang, Y., Ho, J.C., & Yang, J., et al. (2012) Geração de células estaminais pluripotentes induzidas humanas a partir de amostras de urina. Nat Protoc.7:2080-9.

327. Zhou, H., Wu, S., Joo, J. Y., Zhu, S., Han, D. W., Lin, T., Trauger, S., Bien, G., Yao, S., Zhu, Y., Siuzdak, G., Scho "ler, H. R., Duan, L., & Ding, S. (2009). Geração de células estaminais pluripotentes induzidas utilizando proteínas recombinantes. Cell stem cell, 4(5), 381.

328. Zhu, J. M., Zhao, Y. Y., Chen, S. D., Zhang, W. H., Lou, L., & Jin, X. (2011). Recuperação funcional após transplante de células estaminais neurais modificadas pelo fator neurotrófico cerebral em ratos com isquémia cerebral. Jornal de Investigação Médica Internacional, 39(2), 488-498.

329. Ziv, Y., Avidan, H., Pluchino, S., Martino, G. & Schwartz, M. (2006). A sinergia entre células imunitárias e células estaminais/progenitoras neurais adultas promove a recuperação funcional após lesão da medula espinal. Proc Natl Acad Sci U S A,103(35), 13174-13179.

Índice

Capítulo 1 2
Capítulo 2 7
Capítulo 3 24
Capítulo 4 35
Conclusão 50
Referências 51

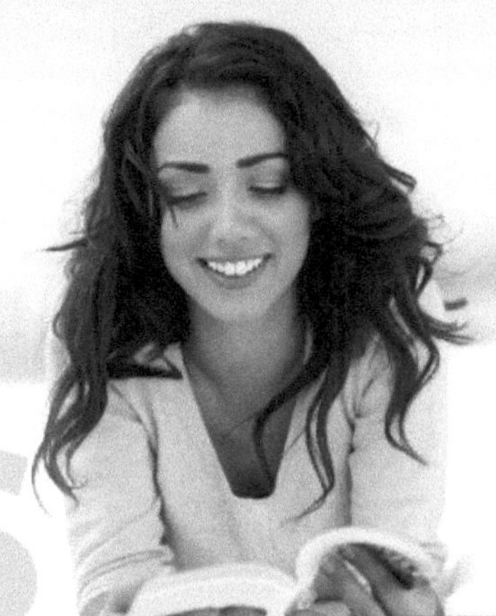

Buy your books fast and straightforward online - at one of world's fastest growing online book stores! Environmentally sound due to Print-on-Demand technologies.

Buy your books online at
www.morebooks.shop

Compre os seus livros mais rápido e diretamente na internet, em uma das livrarias on-line com o maior crescimento no mundo! Produção que protege o meio ambiente através das tecnologias de impressão sob demanda.

Compre os seus livros on-line em
www.morebooks.shop

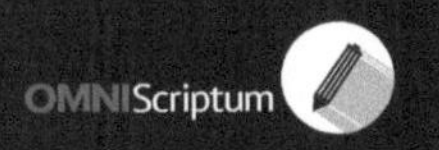